Herbert Bonewitz

Dr. humoris causa

Spaß muss sein

Impressum

Texte und Cartoons:
  Herbert Bonewitz
Cover-Gestaltung:
  Michael Sowada
Herausgeber:
  Michael Bonewitz
Satz und Layout:
  Verlag & Agentur Bonewitz
Druck und Herstellung:
  gzm – Grafisches Zentrum Mainz Bödige GmbH
Verlag und Vertrieb:
  Verlag & Agentur Bonewitz
  Obergasse 14, 55294 Bodenheim
  Tel: 06135-931662 – E-Mail: info@bonewitz.de
ISBN 978-3-9816416-7-7
  Copyright © 2016 Herbert Bonewitz
  Nachdruck nur mit Genehmigung des Autors

Herbert Bonewitz

Dr. humoris causa

Spaß muss sein

Die bonewitzige Hausapotheke

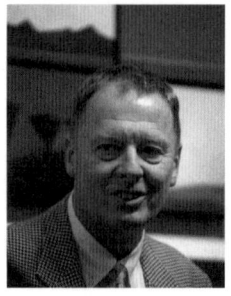

Kuckuckseier der Heiterkeit

VON PROFESSOR DR. CHRISTIAN-FRIEDRICH VAHL

Jetzt also droht uns wirklich Ungemach: der Dr. humoris causa greift zu seinen letzten Mitteln und will uns verarzten: in seiner Hausapotheke stehen Lachsaft, Spaßtabletten, Schmunzelcreme, Stimmungspflaster, Witz-Tröpfchen und Jux-Salbe bereit. Es wird also schlimm um uns stehen, wenn dieser Dr. Herbert in unser Leben und Leiden eingreifen muss.

Wer aber ist dieser Dr. humoris causa, dieser Herbert Bonewitz? Er ist eine Kabarett-Granate, der Wörter, der Sätze, der Bilder zum Explodieren bringt. Ein fulminanter Wortakrobat, der die 3-D-Sprache erfunden hat – was auch immer das ist. Ein Künstler, der nicht doppeldeutig, sondern elfdeutig spricht. Ein Meister der Akzentuierungen mit feinen Pinselstrichen, dem die Vorschlaghammer-Blödelei mancher seiner Berufsgenossen allenfalls ein listiges Grinsen ins Gesicht zaubert, denn schon mit einer Kritik an diesen würde er sich ja in eine Reihe mit ihnen stellen. Und nicht zuletzt ein Familientier, das immer zu äußerlichen und innerlichen Ausflügen bereit war und ist.

Vor seinem Witz ist niemand sicher. Eben noch denkt man, man lache über die anderen und nur diese bräuchten seine Hausapotheke: da saust sein Witz schon wie eine Blendgranate

4

in den Himmel, und man fühlt sich grell beleuchtet und auf einmal so, als sei man selbst plötzlich der, über den die anderen lachen. So geblendet von seinen Worten und Gesten, dass man oft nicht folgen kann. Manchmal wird man später, erst auf dem Nachhauseweg, von seinem Lachen eingeholt.

Er ist seinem Alter weit voraus und ewig jung.

Der Veröffentlichung seiner Hausapotheke geht seine jährliche Weihnachts-Nachtvorlesung im Hörsaal der Unimedizin voraus. Sobald er sie zelebriert, kann man die Medizin für Momente für eine bisher unerforschte Form des Irrsinns halten.

Wenn er im Wilhelmi sitzt, dann sieht man ihn, wie er ist: dem Leben gegenüber dankbar und bescheiden, keiner, der viel Wind um sich macht. Aber man ist auch dort nie sicher vor seinen Seitenhieben. Er sitzt dort harmlos und schmaust sein Hacksteak und genießt sein Faulsein. Das sei eine Kunst, erklärt er beiläufig. Ich sitze neben ihm, vertieft in den Saumagen und das Sauerkraut. Wir sind begleitet von einem Wein, der auch Saumagen heißt. Er schaut kurz vom Teller auf und sagt: Faulheit erfordert die volle Konzentration. Die Faulheit kommt nicht von selbst, sondern man muss sich redlich bemühen, man muss sich disziplinieren, man muss es lernen, faul zu sein. Wieder ein Bissen. Dann sagt er zu meiner Frau: Dein Mann muss noch viel lernen.

Das Geheimnis des Witzes des Wort-Alchemisten Herbert Bonewitz? Vielleicht hat es ein griechischer Philosoph vor etwa 2500 Jahren verraten: alles ist – so sagt Anaxagoras – mit allem vermischt: in jedem Stück Brot stecke sinngemäß ein Stück Saumagen, in jedem Saumagen ein bisschen Eisen, in jedem Eisen ein wenig Wein, in jedem Wein ein wenig Honig und so weiter: wir lachen gemeinsam mit Herbert Bonewitz, wenn sich diese unvermuteten Zusammenhänge wie von selbst auftun und uns dabei ganz einfach Heiterkeit überkommt.

Und solange die Heiterkeit noch andere Gehirne besetzt hält, sind wir nicht allein. Das Kukucksei der Heiterkeit hat Herbert Bonewitz Zeit seines Lebens in viele Nester gelegt: und sein aktuelles Buch ist wieder so ein Kukucksei: nicht bestimmt für unser Bücherregal. Eben eine kleine Hausapotheke für unser Leben.

Anmerkung

Christian-Friedrich Vahl wurde 1955 in Zeven geboren und ist der Direktor der Herz-, Thorax- und Gefäßchirurgie der Universitätsmedizin der Johannes Gutenberg-Universität Mainz. Dort rief er vor über zehn Jahren die „Nachtvorlesung" ins Leben, ein Projekt mit öffentlich zugänglichen Vorlesungen, das von der „Allgemeinen Zeitung" der Verlagsgruppe Rhein-Main begleitet wird. Vahl ist Mitglied im Präsidium der Deutschen Gesellschaft für Chirurgie. Er studierte Medizin, Kunstgeschichte, Philosophie und Soziologie.

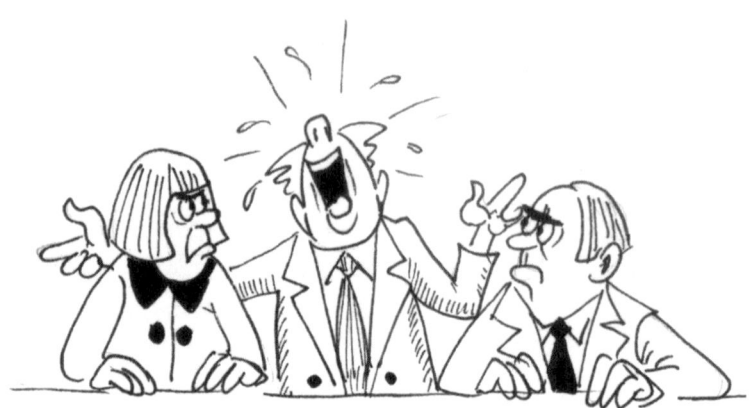

Wer zuletzt lacht, hat's zu spät begriffen.

Erstes Gefach
Medizynische Erkenntnisse

Im ersten Gefach findet man humorige Kommentare über den menschlichen Körper, über seine Organe und ihre Funktionen: unter dem besonderen Aspekt „Gesundheit" von Kopf bis Fuß.

Diese Themen sind von großem Interesse für die Bevölkerung, was die großen Auflagen der Fachpresse und die hohen Einschaltquoten einschlägiger Fernsehsendungen beweisen. Kein Wunder, dass die so genannten „Nachtvorlesungen" im Hörsaal der Chirurgie in der Unimedizin Mainz stets über-füllt sind. Dort halten seit 2004 in mehreren Staffeln über das Jahr verteilt medizinische Experten allgemein verständliche Vorträge über die verschiedensten Gebiete ihrer Fachbereiche. Verantwortlich dafür ist der Initiator und „Spiritus rector" dieser Institution: Professor Dr. Christian-Friedrich Vahl, der Direktor der dortigen Klinik für Herz-, Thorax-und Gefäßchirurgie.

Aufgrund meiner mittlerweile schon traditionellen Gast-vorträge in der jeweils letzten Nachtvorlesung vor Weih-nachten verdanke ich ihm die „ehrenvolle Ernennung" zum Dr. h. c. – zum „Doktor humoris causa".

In meinen Vorlesungen behandele ich jeweils das Thema der letzten Staffel der Nachtvorlesungen, bei dem es sich um ein ganz bestimmtes medizinisches Thema handelt. Natürlich nicht ernsthaft, sondern „medizynisch" – mit einer großen Dosis Humor und viel Ironie. Davon findet man hier eine Auswahl über Themen der letzten Jahre.

Zugänge zum Herzen

Herzensangelegenheiten

Angefangen hatte ich mit meinen vorweihnachtlichen Nachtvorlesungen im Jahre 2004 mit dem Thema der damaligen Staffel, das mir von Prof. Dr. Vahl vorgegeben wurde: „Die wahren Zugänge zum Herzen".

Und da kenne ich mich eigentlich ganz gut aus. Während der Chirurg meist von außen einen Zugang zum Herzen sucht, versuche ich es mehr von innen. Dabei benutze ich zwei verschiedene Wege: als Kabarettist die Ohren der Menschen und als Publizist die Augen. Dort versuche ich dann jeweils einen Zugang zu finden – je nachdem: entweder zum Gehirn oder aber zum Herzen.

Falls ich an diesen Stellen mal nicht durchkommen sollte, weil das Publikum... na, sagen wir mal: etwas „undurchlässig" sein sollte, dann nehme ich einfach einen Umweg – am besten über den Mund der Zielgruppe. Dann versuche ich, die Leute irgendwie zum Lachen zu bringen. Und da sie dabei instinktiv ihren Mund weit aufmachen müssen ... schwupps ... schon bin ich drin.

Es kann natürlich sein, dass es bei all diesen Versuchen mal Probleme gibt. Möglicherweise kann ich bei manchen Menschen nicht bis zum Herzen vordringen, weil sie da drinnen ein viel zu dickes Fell haben. Dann liege ich denen höchstens meist im Magen.

Oder wenn ich bei anderen zum Gehirn will, dann gehen meine Gedanken bei manchen oft zum einen Ohr hinein, aber sofort beim anderen wieder hinaus. Offenbar weil nichts dazwischen ist, was sie aufhalten könnte.

Übrigens: In Mainz gab es früher mal ein Karnevalsmotto, das lautete: „Singe, schunkele unn lache – Fassenacht is Herzenssache!" Demnach könnte man einen fastnachtlichen Clown durchaus auch einen „Herz-Kasper" nennen.

Aber Fastnacht eine „Herzenssache"? – Na ja… da hatte ich im Laufe meiner jahrzehntelangen närrischen Aktivitäten stellenweise oft ganz andere Erfahrungen gemacht. Zum Beispiel genügte es vielen Zeitgenossen in der Narrenzunft offenbar, dass zumindest ihre Brieftasche ihren Platz in der Nähe des Herzens hatte.

Das Herz ist bekanntlich das am meisten strapazierte Organ des Menschen: es muss nicht nur unermüdlich schlagen, sondern es kann einem auch im Leibe lachen, man kann es sich fassen, es jemandem ausschütten, es in die Hand nehmen, ihm einen Stoß geben, sogar verlieren kann man es, und wenn es voll ist, dann läuft meist der Mund über.

In einem alten Määnzer Sprichwort heißt es: „Das Herz von einer Frau, der Magen einer Sau, der Inhalt einer Worscht – die bleiben unerforscht!"

Zu einem meiner Freunde hat mal sein Arzt nach einer Untersuchung gesagt: „Wie gut, dass Sie rechtzeitig zu mir gekommen sind, denn ich habe bei Ihnen einen Herzfehler entdeckt. Was aber wäre geschehen, wenn Sie nicht gekommen wären? – Sie hätten einfach lustig drauflos gelebt, weiter gegessen, getrunken, geraucht, und Sie wären dann vielleicht uralt geworden, ohne zu wissen, dass Sie ein schwerkranker Mann sind!"

In der Literatur gibt es eine wunderschöne Stelle, wo behauptet wird: mit dem Herzen könne man sogar sehen. Mitunter besser als mit den Augen. Dies sagte der kleine Prinz in dem Märchen des französischen Schriftstellers Antoine de Saint-Exupéry: „Man sieht nur mit dem Herzen gut. Das Wesentliche ist für die Augen unsichtbar."

Kopf und Köpfchen

Haupt-Sachen

Dieses Thema ist – im Vergleich zum vorhergehenden – etwas höher angesiedelt: Während es dort um das Herz ging und um die Zugänge zu ihm (im metaphorischen Sinne) bewegen wir uns diesmal auf einem etwas höheren Niveau... um etwa 20 bis 25 Zentimeter darüber. Auch wenn es etwas bedrohlich klingen sollte, es geht um unseren Kopf – ist also eine ausgesprochene „Haupt-Sache".

Der Kopf ist erfahrungsgemäß der Teil unseres triebgesteuerten Körpers, der uns am häufigsten (symbolisch gesehen) im Wege steht. „Global-historisch" betrachtet ist er sogar das gefährlichste Organ des Menschen. Was damit in der Weltgeschichte schon alles angerichtet wurde!

Andererseits ist er aber auch überaus strapazierfähig, wenn man mal bedenkt, was die Menschen so alles mit ihm anstellen: Man kann jemanden den Kopf verdrehen, vor den Kopf stoßen, etwas an den Kopf werfen, ihn erhitzen oder ihn hängen lassen, man kann sich den Kopf zerbrechen... oder auch auf ihn gefallen sein, was nicht ganz ungefährlich ist – es sei denn, man hat zum Schutz ein Brett vor dem Kopf.

Medizinisch gesehen ist der Kopf der einzige Körperteil, der an mehreren völlig unterschiedlichen Stellen gesundheitlich geschädigt werden kann. Denn dort befinden sich all die Organe, die für unsere wichtigsten Sinneswahrnehmungen zuständig sind: Gehirn, Augen, Ohren, Nase und Mund. Den Kopf könnte man daher auch bezeichnen als ein kleines „zerebral-logopädisches HNO-Zentrum".

Daher ist in vielen Alltagsgesprächen in erster Linie die Rede von diesen Körperteilen. Vor allem, wenn es um die Schilderung von unangenehmen Krankheitssymptomen geht. Und je älter die Leute sind, umso mehr wird damit der Inhalt ihrer Unterhaltungen bestimmt.

Zum Beispiel sagte kürzlich einer, der Probleme mit den Ohren hat: „Ich hab mir jetzt e neu Hörgerät gekauft... des klappt einwandfrei." – Darauf der andere: „Das ist aber schön! – Und was hat es gekostet?" – Schaut der eine auf seine Armbanduhr und meint: „Ei, gleich halb vier!"

Oder wenn es um die Augen geht, da sagte neulich einer: „Moi Fraa brauch mittlerweile schon drei verschiedene Brille: eine zum Lese… eine zum Fernsehe... und eine, um die zwei annere zu suche!"

Oder wenn Nase und Rachen „grippal-infektiös" betroffen sind, empfahl mir mal jemand: „Also, wenn dich emal e schlimm Erkältung erwischt hat, dann gibt's nur eins: e saftig Rumpsteak esse – mit Pommes unn Salat. Und selbst wenn des nix helfe sollt… dann haste wenigstens gut gesse!"

Oder wenn's um das Innere des Kopfes geht, da hat mal einer gemeint: „Stell Dir doch emal vor: mein Schwager hat gesagt, er hätte eine Gehirn-Erschütterung. Ha! Von wege! – Bei dem halt ich das für reine Angeberei!"

Und damit wären wir bei der Qualität des „Kopf-Inhalts" – gemeinhin auch als „Intelligenz" bezeichnet. Merkwürdig ist nur, welchen Stellenwert diese im Sprachgebrauch hat: Während man das knöcherne Gehäuse als „Kopf" bezeichnet, wird das, was in seinem Inneren vor sich geht, also die intellektuelle Leistungskapazität, lediglich meist mit der Verkleinerungsform „Köpf-chen" bezeichnet.

Nach der Evolutionstheorie hat sich infolge seines ständig wachsenden Gehirns der Mensch vom Affen allmählich weiter entwickelt zu einem intelligenten Wesen. Allerdings gibt es erstaunlich viele, die hatten offenbar keine Lust dazu. Dabei ist der Verstand offenbar das Einzige auf der Welt, was gerecht verteilt ist. – Wieso? Weil jeder glaubt, er habe genug davon.

Früher, da hab ich mal geglaubt: Politiker müssten besonders intelligent sein. Mittlerweile weiß ich, dass es zumindest nichts schaden könnte. Obwohl: Mancher sieht so aus, als wäre er ein kluger Kopf, aber die meisten simulieren leider nur.

Für viele Profifußballer ist der Kopf eigentlich nur zum Köpfen da. Er ist für sie also lediglich so eine Art „drittes Bein". Ein prominenter Kicker hat mal gesagt: „Man darf auf keinen Fall den Sand in den Kopf stecken." Allerdings gibt es einige, die scheinen diese Mahnung offenbar nicht beachtet zu haben.

Der Intelligenz sind (physiologisch gesehen) leider enge Grenzen gesetzt. Der Dummheit hingegen bedauerlicherweise nicht. Es ist eine alte Weisheit: Der Vorteil der Klugheit besteht darin, dass man sich problemlos dumm stellen kann. Das Gegenteil ist nicht ganz so einfach.

Extreme und Extremitäten

Hand und Fuß

Ein sehr schwieriges Thema, das von Professor Vahl mal vorgegeben wurde, lautete: „Extreme und Extremitäten". Denn in ersten beiden Jahren ging es jeweils nur um ein einziges Organ: zuerst um das Herz und beim nächsten Mal um den Kopf.

Extremitäten jedoch sind Gliedmaßen, die im Gegensatz zu diesen beiden gleich doppelt vorhanden sind, und dazu auch noch jeweils oben und unten, sie sind also insgesamt sogar vierfach vorhanden.

Da der Begriff „Extrem" bedeutet „bis zum Äußersten", sehe ich mich also veranlasst „bis zum Äußersten zu gehen". Aber nur keine Panik! Gemeint sind nur die „äußersten" Körperteile.

Zunächst wollen wir mal untersuchen, wie diese Extremitäten in unserem alltäglichen Sprachgebrauch verwendet werden, also: die Arme samt ihren Händen, und die Beine samt ihren Füßen.

Ein Beispiel: Als ein Angestellter eines Tages zu seinem Chef ganz stolz sagte: „Ich bin gestern Vater eines strammen Buben geworden!" entgegnete dieser lakonisch: „Na endlich haben Sie mal etwas zustande gebracht, was Hand und Fuß hat!"

Arme und Beine sind die Körperteile, die von allen am extremsten positioniert sind, denn bekanntlich befinden sie sich an den äußeren Enden des Rumpfes, deshalb heißen sie ja auch „Extremitäten". Jede Extremität stellt also das äußerste Ende eines Körpers dar – nicht zu verwechseln mit dem „Exitus".

Rechts und links am Oberkörper befestigt sind die beiden Arme, die äußerst vielseitig einsetzbar sind: Man kann zum Beispiel jemanden unter die Arme greifen, oder in den Arm nehmen oder aber auch auf den Arm nehmen. Als Betroffener sollte man diesen Unterschied rechtzeitig erkennen, da es sonst zu unangenehmen Missverständnissen kommen kann.

Natürlich haben die Extremitäten auch in unserem schönen Määnzer Dialekt ihre eigene Bezeichnung. Zum Beispiel heißt es „die Ärm". Meine Frau, eine „zugezogene Nicht-Eingeborene", verbessert mich ständig: „Das muss heißen: die Arme!" – Worauf ich immer sage: „Ich weiß, die arme Ärm!"

Vor allem „die Händ" sind für die Ureinwohner ganz wichtig. In erster Linie beim „Babbele", wie schon mein Vater sagte: „Dadezu brauch mer se unbedingt, weil: ohne soi Händ kann kein Määnzer e vernünftig Gespräch führn."

Noch wichtiger als die oben befestigten Arme sind die unten angebrachten Hände. In erster Linie für bestimmte Berufsgruppen, zum Beispiel Handwerker, wie der Name schon sagt, aber auch Handballer, Handfeger und Handtuchhalter.

Aber noch bedeutungsvoller sind sie für Politiker. Nicht umsonst spricht man von den „öffentlichen Händen", die unsere Steuergelder mit vollen Händen ausgeben, wo eine Hand die andere wäscht, wobei Hand in Hand gemauschelt wird, wo man vieles unter der Hand aushandelt, und wo die Hand aufgehalten wird, und wenn was rauskommt, dann waschen sich die Betroffenen die Hände in Unschuld. Was bleibt dem normalen Staatsbürger da anderes übrig, als darüber nur noch die Hände über dem Kopf zusammenzuschlagen.

Gehen wir eine Etage tiefer, dann treffen wir auf die am Unterkörper befestigten Extremitäten des Menschen: zwei Beine mit Füßen dran. Es sind die einzigen Körperteile, die laufen können – mal abgesehen von der Nase.

Auch mit Beinen und Füßen kann man allerhand anstellen, wenn man politisch tätig ist: jemandem auf die Füße treten, auf zu großem Fuße leben, immer auf die Füße fallen, jemandem ein Bein stellen, jemandem etwas ans Bein binden, und unter ganz widrigen Umständen auch mal mit einem Bein im Gefängnis stehen.

In einem Schulaufsatz hatte ich mal aus Jux eine so genannte „Kathederblüte" des wegen seiner Zerstreutheit berühmt-berüchtigten Professor Galletti zitiert: „Friedrich Barbarossa stand mit einem Bein noch im Mittelalter, mit dem anderen winkte er einer neuen Zukunft entgegen." Unser Deutschlehrer schrieb darunter: „Überflüssiges Adjektiv! Die Zukunft ist schon von Natur aus neu."

Als ich noch im Kabarett auftrat, nannte ich mich selbst einen idealistischen Narren, der mit beiden Beinen fest... in der Luft steht. Das ist zwar eine recht extreme Metapher, aber ich fürchte: Daran hat sich bis heute nichts geändert.

Schmerzen

Wehe, es tut weh!

Bisher hatte ich es nur mit einzelnen Körperteilen zu tun, nun aber gab Professor Vahl ein Thema vor, das alle diese Körperteile in Mitleidenschaft ziehen kann, denn es geht um Schmerzen. Wir alle hatten im Laufe unseres Lebens schon die unterschiedlichsten Krankheiten, der eine dies, die andere das. Aber etwas hatten wir alle gemeinsam schon erlebt, ohne Ausnahme: Schmerzen. Aber wie soll man sie definieren als medizinischer Laie? Schmerzen? – Also, ein Schmerz, das ist... ääh... wenn's weh tut.

Ich werde nun versuchen, dieses Phänomen unter den verschiedensten Aspekten zu analysieren. Es gibt zum Beispiel eine gar sonderbare Krankheit, unter der leidet der Kranke niemals selbst, das ist die Dummheit, denn die tut nur allen anderen weh.

Eins jedoch ist erstaunlich: Schmerzen können unter Umständen auch genossen werden, allerdings nur von Masochisten. Das sind zum Beispiel Leute, die beim Chinesen immer „extra scharf" bestellen.

Dagegen ist für die meisten Menschen das Schönste am Schmerz, wenn er nachlässt. Oder wie es Wilhelm Busch mal formulierte: „Das Leid zu mögen, liegt mir fern: Gehabte Schmerzen hab ich gern!"

Schmerzen werden ja auch äußerst unterschiedlich empfunden. So ist zum Beispiel bei einem familiären Trauerfall der Schmerz des Hausfreundes oft größer als der des Witwers.

Symptomatisch ist auch die Anekdote, wo ein Arzt auf der Straße einen seiner Patienten trifft und ihn fragt: „Na, wie geht's Ihnen denn?" Da sagte der: „Vielen Dank! Aber dank Ihrer Behandlung fehlt mir nix." „Das ist ja wunderbar!" freut sich der Doktor. „Na ja, wie mer's nimmt", meint der Patient:

„Ich hatte Kopfschmerzen, aber die hab ich immer noch. Ich hatte Halsschmerzen, die hab ich ebenfalls noch, und ich hatte Bauchschmerzen, die sind auch noch da. Also, wie gesagt: Mir fehlt wirklich nix!"

Da liegt natürlich der Verdacht sehr nahe, dass es sich dabei wahrscheinlich um „eingebildete" Schmerzen handelt. Das bedeutet allerdings nicht, dass einer, der „eingebildet" ist, darunter leiden würde. Im Gegenteil – der Eingebildete genießt das meistens sogar noch.

Nein, gemeint sind damit die so genannten „Hypochonder", klassisch dargestellt im „eingebildeten Kranken" von Molière. Diese Zeitgenossen brauchen nur etwas zu hören oder lesen über die Symptome einer Krankheit, und schon leiden sie darunter, und jammern anderen lauthals die Ohren voll. Darauf passt dann der Titel der Komödie von Shakespeare: „Viel Lärm um Nichts".

„Herr Doktor", klagt der Patient, „ ich hab Schmerze, hier rechts... an de Milz!" – „Mein lieber Mann", meint der Arzt, „das kann gar nicht sein, das da rechts ist die Leber! Die Milz ist auf der anderen Seite!" Da ruft der Patient ganz erschrocken: „Ach, du lieber Himmel! – Dann hab ich ja jetzt sogar noch Schmerze auf beide Seite!"

Aber Schmerzen müssen nicht unbedingt nur körperlicher Natur sein. So können zum Beispiel satirische Texte oft schmerzhaft sein, nicht nur für die davon Betroffenen, denn gerade wer sich betroffen fühlt, der ist auch gemeint. Nein, auch für Kabarettisten können sie schmerzhaft sein. Wenn sich zum Beispiel eine Pointe auf die Reise begibt... quer durch den Raum.. und kehrt völlig unbelästigt von Reaktionen wieder zu ihm zurück.

Dabei kann man im Kabarett die Wenigsten treffen mit satirischen Attacken, entweder weil die Betreffenden gar nicht da sind... oder aber weil sie kein Mensch auf sich selbst bezieht, obwohl er gemeint ist.

Aber es gibt ja nicht nur lokale Schmerzen, sondern auch „globale", unter denen die meisten Menschen leiden, es sei denn sie wären Millionäre. Früher galten Leute, die ihr Geld auf der Bank angelegt haben, als Vorbilder. Heute dagegen gelten sie eher als Trottel. Zumindest für Investment-Banker, Börsenspekulanten und Hedgefonds-Manager.

Bei diesen Leuten handelt es sich um eine ganz besondere Spezies: Die kaufen mit Geld, das sie nicht haben, Papiere, die nichts wert sind, auf denen Dinge stehen, die es gar nicht gibt, von deren Verkauf sie dann reich werden. Deren Schutzheiliger ist bekanntlich der „Sankt Raffael".

Wenn man das alles hört, dann tut das zwar weh, aber wir brauchen uns nicht zu grämen, denn jeder weiß doch: Geld allein macht nicht glücklich, nein, man braucht auch noch Aktien, Schmuck und Immobilien. – Aua!

Geschlechter-Unterschiede

Hier Frau – dort Mann

Diesmal handelt es sich um ein Thema, das zwar auch was zu tun haben kann mit „Schmerzen", aber genau so viel auch mit „Scherzen": Es geht um die „Unterschiede zwischen Frauen und Männern" – also hier die Frau und dort der Mann. Ich werde versuchen, dieses Phänomen ganz objektiv, unter rein „medizinisch-soziologischen" Aspekten zu analysieren: Was ist typisch Frau? Und was ist typisch Mann?

Erfahrungsgemäß ist das so genannte „schwächere Geschlecht" zweifellos das stärkere, und zwar wegen der Schwäche des „stärkeren Geschlechts" für das schwächere.

Längst hat es sich jedoch als Mythos erwiesen, dass die Männer das „starke Geschlecht" seien. Sie mögen vielleicht eins haben, aber von der Effektivität her gesehen ist das doch eher zeitlich äußerst begrenzt.

Eins ist klar: Frauen achten mehr auf ihre Gesundheit als Männer, diese dagegen leiden häufiger unter Nikotinsucht, Fettleibigkeit und Alkoholproblemen. Obwohl, was heißt da „leiden"? Die meisten genießen das sogar.

Ich habe zum Beispiel keine Probleme mit dem Alkohol, denn ich halte mich streng an die Vorgaben meines Hausarztes: Der hat mir täglich ein Glas Rotwein erlaubt. Über die Größe des Glases hat er jedoch nichts gesagt.

Männer leiden ja auch mehr als Frauen, vor allem bei Erkältungen. Neulich hatte ich einen Freund besucht, der von Husten und Schnupfen geplagt auf der Couch lag. Als seine Frau vom Einkaufen zurückkam, in der Hand eine neue Pfeffermühle, jammerte er stöhnend: „Ich ringe hier mit dem Tod, und du kaufst Küchenmöbel!"

Man hat festgestellt, dass Männer zehnmal so häufig ohnmächtig werden als Frauen… bei einem Aufenthalt im Kreißsaal.

Interessant ist auch: Nicht nur bei Frauen kann man „Scheinschwangerschaft" diagnostizieren, mitunter auch bei Männern, sofern sie ein sehr starkes Übergewicht haben.

Nach der Statistik haben Frauen eine höhere Lebenserwartung als Männer: Sie leben normalerweise fünf Jahre länger. Zweifellos ist das ein Privileg, das im Rahmen der Gleichberechtigung abgeschafft werden sollte.

Einer aktuellen Studie zufolge gibt es nur einen Ort, an dem die Lebenserwartung beider Geschlechter fast gleich ist: im Kloster. Allerdings ist zu vermuten, dass nur sehr wenige Männer deshalb Mönch werden wollen.

Frauen haben vor allem ein viel größeres Selbstbewusstsein als Männer. Oder haben Sie schon mal zwei Männer Arm in Arm aufs Klo gehen sehen?

Böse Zungen behaupten ja, dass die meisten Frauen lieber schön als klug sein wollen, weil die meisten Männer besser sehen als denken könnten.

Wissenschaftler haben herausgefunden: Frauen sprechen täglich rund 5.000 Wörter, Männer dagegen nur 500. Im Familienleben kann man das gut beobachten, zum Beispiel: Wenn die Schwiegermutter zu Besuch kommt, dann stellt man bei Männern oft eine „akute Stimmbandlähmung" fest.

Bei den Frauen jedoch kommt es dagegen meist zu einer „verbalen Diarrhö", also zu einer Art „Sprech-Durchfall".

Es gibt Zyniker, die behaupten allen Ernstes: Frauen und Männer würden nicht zusammenpassen. Dabei übersehen die völlig, dass es ab und an Positionen gibt, in denen das durchaus mal der Fall sein kann.

Am besten funktioniert das Zusammenleben von Frauen und Männern immer noch in einer „hormonischen" Partnerschaft – vorausgesetzt natürlich, dass nicht ständig einer den anderen „Partner schafft".

Mein Vater hatte mal behauptet: „Zweifellos ist der Mann der Kopf der Familie!" Na ja, das ist zweifellos typisch Mann. – Daraufhin sagte meine Mutter: „Das mag ja stimmen, aber die Frau ist dann der Hals, der den Kopf jeweils in die von ihr gewünschte Richtung dreht. – Und das ist typisch Frau!

Minimal-invasive Methoden

Geringe Öffnung mit großer Wirkung

Bis ins hohe Alter gesund bleiben und Krankenhäuser nur von außen sehen, das ist leider nur ganz wenigen unter uns vergönnt. Irgendwann erwischt es einen doch, und dann muss man eventuell auch mal – wie es so „tröstlich" heißt: „unter das Messer" – uwäh! Und dann die Angst vor langen Liegezeiten, vor langsamen Heilungsprozessen und ganz schlimm – vor allem für die Frauen – als Erinnerung bleiben dann auch noch große Narben zurück.

Doch nur keine Angst! Das war früher mal so. Heute dagegen genügen meist ganz feine Schnitte zum geringstmöglichen Eindringen bei Eingriffen – das nennt der Mediziner „minimal-invasiv".

Und damit sind wir bei einem der interessantesten Themen der aktuellen Medizin: „die zunehmende Praxis der kleinen Schnitte". Praktikabel mittlerweile in fast allen Gebieten der Heilkunst, nicht nur bei Entnahme von Gewebeproben, sondern vor allem bei komplizierten Eingriffen, selbst bei Transplantationen. Mit Ausnahme von Amputationen... kleiner Mediziner-Scherz!

Übrigens: seit ihren Anfängen in der Urzeit praktizieren die Menschen diese Methode des „geringstmöglichen Eindringens bei Eingriffen" sogar fast täglich, zum Beispiel wenn sie... pardon... in der Nase bohren.

Früher nannte man die Chirurgen mal scherzhafterweise „Aufschneider". Heute könnte man sie auch „Mini-Schnipseler" nennen. Allerdings nicht die Schönheits-Chirurgen, die heißen nach wie vor „Liftboys".

Neulich trafen sich zwei Mediziner auf einer Party. Fragte der eine: „Du, was gibt denn hier zu essen?" – Sagte der andere: „Minimal-Invasives". „Oh... was is das denn?" – „Nur ganz kleine Schnittchen!"

Mit Interesse habe ich mich informiert über die Erfahrungen der medizinischen Experten mit der neuen Methode. Dabei wurde unter anderem auch über Patienten berichtet, die trotz allem so viel Angst hatten vor der Beschädigung ihrer kostbaren Haut, dass ihnen selbst die kleinsten Schnitte noch zu groß erschienen.

So wünschte sich zum Beispiel ein Patient die Entfernung seiner Gallenblase sogar durch den Mund... iiih! – Dass muss doch bitter schmecken... wie Galle. Demnächst kommt vielleicht noch einer auf die Idee, sich den Blinddarm durch die Nase rausziehen zu lassen.

Mittlerweile kann man sogar schon durch den Bauchnabel Instrumente zum Operieren einführen. Das ist sehr gescheit, denn das Loch ist ja schon da. Vielleicht kommt jetzt einer auf die Idee und sagt: „Herr Doktor, mei Kehl is ja so empfindlich, könne Se mir nit die Mandele dorch moin Nabbel erausnemme?"

Interessant erschien mir auch die Methode bei Herzoperationen so genannte „selbst-expandierende Klappen" einzusetzen, und zwar am oberen Brustbein, wo sich der Klappenring dann aufbläst wie ein kleiner Ballon. – Toll! Man muss nur aufpassen, dass er sich dann nicht allzu stark aufbläst, sonst könnte der Patient langsam durch den OP nach draußen entschweben.

Faszinierend ist auch der Bericht von Nuklearmedizinern: Die können mit ihren Methoden Tumore oder andere Gewebestrukturen sogar zum Leuchten bringen. Stellen Sie sich nur mal vor, welches Aufsehen Sie später damit erregen, wenn Sie abends durch die Straßen ihrer Stadt spazieren.

Beim Lesen eines Berichts über eine Nachtvorlesung bin ich furchtbar erschrocken. Da stand doch tatsächlich: „Wer wollte, der durfte auch mal selbst operieren." – „Um Himmelswille!", hab ich gedacht, „der arme Patient! Der muss aber Mut haben."

Dabei ging es nur um kameragestützte Eingriffe durch Besucher, die mit chirurgischem Besteck unter Aufsicht von Chirurgen in einem verschlossenen Kasten „operieren" durften. – Aber keine Panik! Menschliche Patienten waren keine in diesem Kasten, sondern nur Tiere… Moment… keine Proteste! Es waren nur Gummibärchen. Dem Vernehmen nach sollen alle mittlerweile wieder auf dem Weg der Besserung sein… also die Gummibärchen.

Wirklich, eine äußerst erfreuliche Entwicklung, diese minimal-invasiven Methoden: kleine Öffnungen mit großer Wirkung. Im politischen Leben jedoch, vor allem bei Hasstiraden von radikalen Demagogen, da haben wir es meist mit dem Gegenteil zu tun, wenn wir deren aufgerissenen Mäuler betrachten: große Öffnungen mit (hoffentlich) geringer Wirkung – auf normale Gehirne.

Erneuerungen und Innovationen

Zukunftsvisionen

Zum Abschluss dieses Kapitels geht es um ein besonders schwieriges Thema: „Reale Visionen – Erneuerungen und Innovationen". Natürlich kann ich nicht beurteilen, inwieweit medizinische Fortschritte in den nächsten Jahren „real" sein können oder ob sie nur „Visionen" bleiben. Schließlich bin ich kein medizinischer Experte, sondern ein „Nicht-Fachmann" – vermeiden möchte ich hier aus verständlichen Gründen den Ausdruck „blutiger Laie".

Zunächst mal: Was ist eigentlich der Unterschied zwischen „Erneuerung" und „Innovation"? – Ein einfaches Beispiel: Wenn sich eine Frau liften lässt, dann ist das eine „Erneuerung". Eine „Innovation" jedoch wäre eine Kopf-Transplantation.

Die Frage ist nur: Wie kommen unsere medizinischen Experten zu ihren erstaunlichen neuen Erkenntnissen? Nicht jedem fällt beim Mittagsschläfchen plötzlich ein Apfel auf den Kopf, wie es einst dem ehrenwerten Sir Isaac Newton passierte und der dadurch auf Ideen kam, durch die die Zukunft der Physik grundlegend verändert wurde.

Dazu muss man zunächst mal viel Fantasie haben und daraus seine Visionen entwickeln, die dann in die Tat umgesetzt werden können. Das ist in der Medizin genau dasselbe Vorgehen wie in meinem Beruf als Satiriker oder anderswo. Obwohl unser immer noch sehr verehrter Helmut Schmidt einmal gesagt hat, als ihn wieder mal die Jusos mit utopischen Vorschlägen genervt hatten: „Wer Visionen hat, der soll zum Arzt gehen."

Und jetzt erleben wir, dass die Ärzte selbst offenbar „Visionen" hatten. Sonst wären sie nie zu ihren „Erneuerungen und Innovationen" gekommen, samt ihren daraus abgeleiteten Prognosen. Aber wie hat ein kluger Kopf mal gesagt: „Bei Prognosen soll man sehr skeptisch sein – vor allem, wenn sie die Zukunft betreffen."

Von den verschiedenen Themen der Nachtvorlesungen hatte ich mir einige Stichworte notiert: „Eingriffe mit dem Roboter" – „Operative Navigation" – „Ersatzteile für den Körper aus dem 3D-Drucker" – „Implantierte Organprothesen" – „Künstliche Knochen aus dem Reagenzglas". Als ich das alles gelesen hatte, was da auf uns Patienten alles zukommen könnte, da wurde mir ganz fromm zumute, und ich dachte: „Ach, du lieber Gott!"

Sehr beeindruckt hat mich, dass demnächst Roboter auch Operationen durchführen können – nach dem so genannten „daVinci-System". Also nicht, dass die Ihnen die Mona Lisa auf den Bauch tätowieren, nein, die Operation wird vom Chirurgen ferngesteuert und zwar mittels eines mehrarmigen(!) Roboters.

Über Computer und Monitore wird alles ständig überwacht. Da kann man zum Beispiel Tumor-Entfernungen live auf andere Bildschirme senden. Wenn die interessant genug sind, dann werden sie vielleicht mal im Fernsehen übertragen.

Überhaupt klingt vieles nach Science-Fiction. Zum Beispiel, dass man Organe zukünftig scannen und im 3D-Drucker ausdrucken kann. Ja, dann könnten Sie beispielsweise den Abdruck Ihrer Lungenflügel in die Hand nehmen und im Sommer eventuell als Fächer benutzen.

Oder man kann abgetrennte Gliedmaßen durch körpereigenes Gewebe neu bilden und nachwachsen lassen, so wie das manche Tiere können. Dadurch werden Sie sozusagen zum Regenwurm. Oder Neurochirurgen können mittlerweile per

Computer virtuelle Flüge durch ein Gehirn durchführen. Peinlich nur, wenn sie da drin nichts finden.

Die Frage ist nur: Wie läuft eine „operative Navigation" ab? Dabei guckt sicher der Chirurg während der OP nicht den Patienten an, sondern auf einen Monitor und hört vom Navi ähnliche Anweisungen wie ein Autofahrer: „… und jetzt nach Passieren der Nieren in den Harnleiter abbiegen… noch zehn Zentimeter bis zur nächsten Kreuzung… danach durch die Blase geradeaus weiter… bis hinunter zur Prostata…" Ja, und danach landet er vielleicht in einer Sackgasse.

Natürlich sind alle diese technischen Neuerungen sauteuer und können nur durch Einsparungen an anderer Stelle wieder ausgeglichen werden. Vermutlich müssen wegen dieser Sparmaßnahmen die Patienten sich in Zukunft auch selbst kümmern um die Beschaffung von medizinisch notwendigen Ersatzteilen und Austauschorganen. Wahrscheinlich muss man dazu in den örtlichen „MeSuMa" gehen, in den „Medizinischen Supermarkt" und dort das Passende einkaufen.

In der technischen Abteilung gibt es Herzklappen, Gefäße, Gelenke, Schrauben für Bandscheiben und Vergaser. Im Ersatzteil-Lager: Glasaugen, Gebisse, Arm- und Bein-Prothesen und Knochen in allen Ausführungen. An der Fleischtheke werden angeboten: „Heute Herz, Lunge, Nieren, Magen… alles gut abgehangen." Darüber hängt eine große Tafel: „Hirn ist ausverkauft!"

Künstliche Züchtungen von Organen im Reagenzglas können individuell auch vom Hausarzt vorgenommen werden. „Ach, Herr Doktor, kann ich bitte eine neue Leber bekommen?" – „Wieso, Sie haben doch schon eine?" – „Ja, aber bei meinem Alkoholkonsum… da kann eine Zweit-Leber nicht schaden!"

Auch Hautzellen lassen sich züchten. Ideal für Schönheitschirurgen, also für die „Lift-Boys", zur „gesichtsmäßigen Entfaltung verrunzelter Damen". Eine sehr kostspielige Art von „Altbau-Sanierung".

Doch wenn man so unvermittelt konfrontiert wird mit all diesen Visionen der modernen Medizin, dann klingt das für Laien alles ein wenig… pardon!... nach Frankenstein. Stellen Sie sich doch mal vor: Sie liegen auf dem OP-Tisch. Vor ihnen steht ein Roboter, an einem Arm hat er statt einer Hand eine Bohrmaschine und am anderen eine Stichsäge. Zwei blinkende Augen glotzen Sie an, und eine blecherne Stimme fragt: „Kasse oder Privat?" – Uwääh!

Noch schlimmer wäre es, wenn Sie nach der OP wieder wach werden, und der Roboter schüttelt rasselnd seinen Blechkopf und knarrt: „Sorry! – Error!"

Aber wie auch immer die medizinischen Fortschritte in den nächsten Jahren auch aussehen mögen, eins ist sicher: Das Leben wird auch in Zukunft meist mit dem Tode enden.

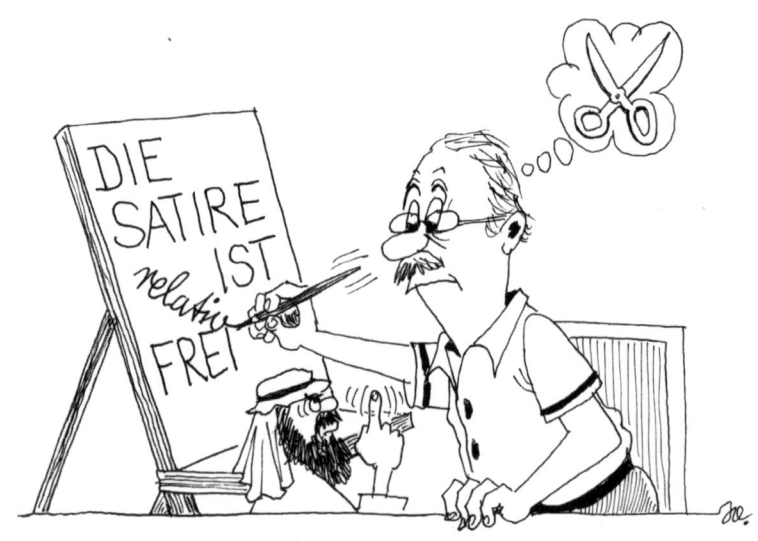

Zweites Gefach
Leicht verderbliche Lebenshilfen

Der größte Vertrauensbeweis der Menschen liegt darin,
dass sie sich voneinander beraten lassen.
(Sir Francis Bacon – englischer Philosoph)

Gib einer Frau zehn gute Ratschläge,
und sie befolgt den elften.
(Deutsches Sprichwort)

Frage lieber einen erfahrenen Mann um Rat
als einen Gelehrten.
(Arabisches Sprichwort)

Ich gebe Ratschläge immer weiter,
es ist das einzige,
was man damit anfangen kann.
(Mark Twain – amerikanischer Schriftsteller)

Der Weise findet sogar bei Narren Rat.
(Französisches Sprichwort)

Na also!

Lieber gesund als krank

Wenn man jemanden nach längerer Zeit wieder mal trifft, dann hört man garantiert irgendwann den Satz „Du wirst abber auch nit jünger!" Dann sagt man am besten: „Das kann ja sein, abber zum Älterwerrn hab ich ganz einfach kää Lust!"

Nur: Danach wird man ja nicht gefragt. Und Treffen mit Gleichaltrigen, also in meinem Alter (mit 82), die sind meist alles andere als erheiternd. Da wird fast immer nur über Krankheiten gesprochen, oder wer wieder mal in der Klinik liegt, oder sogar schon unter der Erde. Na, toll! – Man darf sich nur nicht davon deprimieren lassen, sonst kann man am besten gleich auf den Friedhof gehen und warten, bis man dran ist.

So weit käm's noch! Von wegen! Nix da! – Man sollte viel öfter auch mal die positiven Seiten des Alters sehen. Zum Bespiel: Das Gedächtnis lässt zwar immer mehr nach, aber das hat auch sein Gutes, denn man vergisst zwar ein paar Gesichter, aber bei einigen kann das sogar durchaus von Vorteil sein.

Auch wird oft über nachlassendes Gehör geklagt. Aber wenn man öfter mal gezwungen ist, längere Schwätzereien im Kreis anderer zu ertragen, dann ist so eine Behinderung oftmals sogar ein Segen.

Und beim morgendlichen Blick in den Spiegel, o jeh! – da kann eine stark verminderte Sehkraft sogar ausgesprochen gnadenreich sein.

Neulich im Fernsehen, da habe ich so einen medizinischen Experten gehört, der verlauten ließ: Gesundheit sei nichts anderes, als die Summe all der Krankheiten, die man nicht hat. Und wer glaube, er sei völlig gesund, der sei nur noch nicht gründlich genug untersucht worden.

Eigentlich ist es ja reichlich paradox: In der ersten Hälfte ihres Lebens, da opfern die Menschen freiwillig ihre Gesundheit, um möglichst viel Geld zu verdienen. Und in der zweiten Hälfte, da opfern sie viel Geld, nur um ihre Gesundheit wieder zurück zu kriegen.

Eins jedoch ist sicher: Wenn man im fortgeschrittenen Alter morgens aufwacht, und es tut einem nichts mehr weh, darüber hinaus spürt man sogar überhaupt nichts mehr, dann liegt die Vermutung sehr nahe, dass man über Nacht… das Zeitliche… gesegnet hat.

Die wahre Gesundheit ist, wenn man alles essen und trinken darf, was einem nicht bekommt. Wesentlich einfacher wäre es doch, wenn nur die paar Dinge groß und deutlich gekennzeichnet würden, die nicht gesundheitsschädlich sind.

Mark Twain hat mal gesagt: „Die einzige Methode, gesund zu bleiben, besteht leider darin, zu essen, was man nicht mag – zu trinken, was man verabscheut – und Dinge zu tun, die man am liebsten nicht tun möchte.“

Das einzige Mittel, das ich kenne, um lang zu leben, das ist: möglichst alt zu werden, aber ohne dass es die anderen merken. Drum sollte man es möglichst vermeiden, Leute zu treffen, die man lange nicht mehr gesehen hat.

Und wenn es dann doch mal passiert, dann muss man damit rechnen, dass jemand süffisant sagt: „O je, du werst abber alt!“ Dann sollte man antworten: „Na, das will ich aber auch schwer hoffen!“

Das Allerwichtigste jedoch, das ist und bleibt die Gesundheit. Deshalb sollte man gesund bleiben, möglichst so lange bis man stirbt, weil: Dann wird man auch nie krank.

Ansonsten empfehle ich: „Immer optimistisch bleiben – das Unangenehme kommt schon von selbst!“ Ein philosophisch geprägter Dichter namens Christian Fürchtegott

Gellert hat mal gesagt: „Lebe, wie du, wenn du stirbst, wünschen wirst, gelebt zu haben." – Gut, gelle?

Drum: Freut euch des Lebens, sonst ist der Tod vergebens. Und immer dran denken und sich tunlichst danach richten: „Lieber gesund als krank."

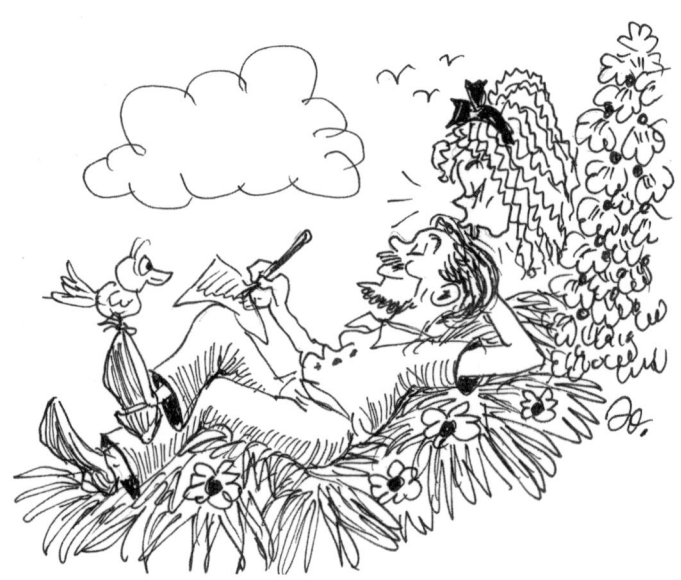

Ehe-Wechseljahre

M an kann es kaum glauben, aber es ist wahr: jede dritte Ehe wird heutzutage wieder geschieden. Für einen älteren Menschen, der in der Mitte des vorigen Jahrhunderts geheiratet hatte und bis heute (toi, toi, toi!) „ungeschieden" geblieben ist, klingt das bestürzend. Was ist denn da nur los in den heutigen Beziehungskisten? Wie konnte es nur so weit kommen? Ist die Ehe in der früheren Form nicht mehr zeitgemäß? – Ist sie vielleicht in die Wechseljahre gekommen?

Meine Frau habe ich zum ersten Mal getroffen am 10. Februar 1956 und zwar für einen (damals noch eingefleischten Fastnachter) „standesgemäß" am Fastnachtsfreitag. Es geschah im Anschluss an unsere erste Fernsehsitzung mit den „Gonsbach-Lerchen" auf einem Maskenball im Landtag. Da habe ich sie zum ersten Mal gesehen: meine Frau Barbara. Nur zwei Jahr später haben wir schon geheiratet und danach, da haben wir uns dann kennen gelernt.

Diese Reihenfolge ist bei vielen Ehepaaren sicher ganz ähnlich gewesen. Die meisten wissen jedenfalls noch genau, wann und wo sie geheiratet haben. Allerdings wissen sie oft nicht mehr warum. Vielleicht geschah es auch nur im Affekt? Die Hauptsache ist, dass sie eine „hormonische Partnerschaft" führen. Das bedeutet, dass nicht ständig einer den anderen „Partner schafft".

Die jungen Leute haben es heute viel besser als die Älteren früher, denn die meisten von denen heiraten ja nicht gleich, sondern einigen sich lieber zunächst nur mal auf „Leasing". Die sind halt viel vorsichtiger als die Leute damals mit ihrem konservativen „Familien-Tick".

Jeder dritte Bundesbürger lebt heutzutage nicht nur lieber allein, sondern bevorzugt sogar als Single. Möglichst zusammen mit anderen „Singel-sen". Sicher damit es einem dabei nicht zu langweilig wird. Ihre Vorfahren hatten es früher nicht so leicht gehabt. Oft mussten sie sogar heiraten – aus „anderen Umständen". Für viele Männer war damals die Ehe ohnehin in erster Linie der lang ersehnte Beginn des „bargeldlosen Verkehrs".

Aber an der relativ lang andauernden Beziehung zwischen meiner Frau und mir sieht man auch ganz deutlich: So etwas kann man aushalten, obwohl man verheiratet ist – auch noch miteinander – und das fast schon ein Leben lang. Dabei werden doch Lebenslängliche normalerweise bereits nach fünfzehn Jahren begnadigt.

Rein juristisch gesehen handelt es sich bei einer Ehe eigentlich um nichts anderes als um „gegenseitige Freiheitsberaubung in beiderseitigem Einvernehmen – in Tateinheit mit fortgesetztem Hausfriedensbruch".

Das halten offenbar heutzutage viel weniger Menschen aus als früher. Vermutlich gibt es deshalb auch so viele Scheidungen. Obwohl die Kirche strikt dagegen ist. Für sie ist die Ehe nach wie vor ein „heiliger Stand". Wahrscheinlich weil es darin vor Märtyrern nur so wimmelt.

In unserm Bekanntenkreis gelten meine Frau und ich nach einer jetzt weit über ein halbes Jahrhundert andauernden Ehe als eine äußerst seltene Art von „Ehe-Dinosaurier". Wahrscheinlich werden wir später mal sogar im Museum ausgestellt: als viel bestaunte „prähistorische Fossilien aus der legendären Beziehungskisten-Ära".

Die meisten unsrer Freunde und Bekannten sind schon sehr früh in die „Wechsel-Jahre" gekommen – das heißt: die haben schon sehr früh ihren Partner gewechselt.

Viele haben wieder geheiratet. Dabei ist eine zweite Ehe meist nur der Triumph der Hoffnung über die Erfahrung. Andere sind mittlerweile sogar schon mehrmals eine neue

Ehe eingegangen. Wobei nicht wenige im wahrsten Sinne des Wortes auch richtig eingegangen sind.

Ich bin der Meinung: einmal heiraten, das ist Gutgläubigkeit. Das zweite Mal ist eher schon Einfältigkeit. Aber zum dritten Mal heiraten, das muss Vergesslichkeit sein.

Und wenn sich die „ehemals Verflossenen" nach Jahren dann zufällig wieder mal treffen sollten, dann bricht oft die „alte Liebe" wieder durch – manchmal sogar „und wie". Das hört sich dann etwa so an:

Ja, hallo, hallöchen, mein Mauseschwänzchen! Sag mal, wie geht's dir denn so… ohne mich? – Wie? Gut? Das kann ich mir gar nicht vorstellen. Wen hast du denn da bei dir? Ist das dein Neffe? – Nein? Aha! Dein neuer „Lebensgefährte"! Klingt ja ein bisjen seltsam… fast wie „lebens-gefährlich". Ja, ja, da bin ich schon etwas vorsichtiger. Darf ich vorstellen? Das hier ist Katrin… meine aktuelle „Lebens-Teilzeit-Gefährtin".

Liebe Katrin, das hier ist meine „Exin"… mit meinem Nachfolger. – Wie bitte? Eifersüchtig? Ich? Auf den Typ da? Ha! – Ich war immer bloß eifersüchtig gewesen auf jeden, der damals nicht mit ihr verheiratet war. Als ich sie zum ersten Mal getroffen habe, da habe ich sofort gesagt: „Die… oder eine andere!" Na ja, es war grad keine andere da gewesen, da habe ich halt die genommen.

Also, weiterhin noch viel Spaß, ihr Beiden… so lang's noch gut geht, gelle? Man sieht sich… obwohl… es muss nicht sein. – Ja, ja, so ist es halt im Leben: Man hat sich geliebt… und im Herzen getragen. Jetzt ist man gerutscht… und liegt sich im Magen.

In diesem Sinne, liebe Leserinnen und liebe Leser: Überlegen Sie es sich sehr gut, wenn es bei Ihnen wieder mal um den Einstieg in eine neue Beziehung gehen sollte. Schon der berühmte griechische Denker Sokrates hat vor über 2.400 Jahren festgestellt: „Heirate oder heirate nicht. Du wirst es bereuen." Kein Wunder, schließlich war er mit Xanthippe verheiratet.

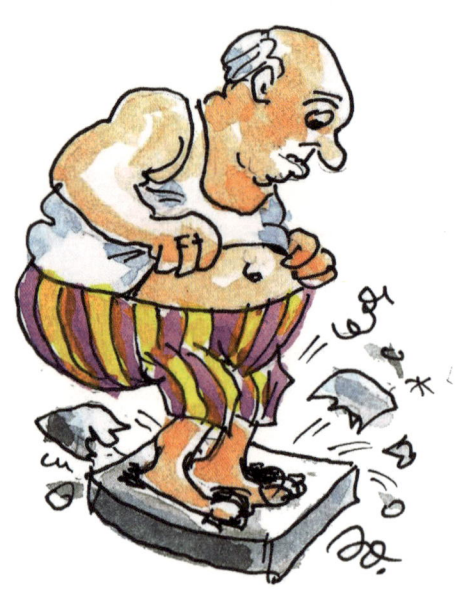

Über gewichtige Probleme

Nicht jede Frau kann eine „Venus" sein und nicht jeder Mann ein „Adonis". Auch wenn sie es gerne möchten. Aber zumindest versuchen wollen es viele Menschen. Immer wieder – mit allen Mitteln. Aber leider macht der Körper da meist nicht mit. Er weigert sich oft vehement, modischen Trends zu folgen und sich durch Genussverzicht zu verschlanken. Was also kann man dagegen tun? Hier hilft nur: die Situation sachlich zu analysieren und Optionen zu suchen.

Bei solch gewichtigen Problemen kann man ausnahmsweise mal den Kopf vernachlässigen, denn hierbei kommt es hauptsächlich auf den Körper an. Nach der herrschenden Mode sollte er überwiegend „fett-arm" sein. Heutzutage ist „Schlank-Sein" oberstes Gebot. Der Bauch ist damit sozusagen zum „Nabel der Welt" geworden.

Es gibt nur zwei Gruppen von Menschen, bei denen ein dicker Bauch kein Problem darstellt: Das sind einerseits „Spitzen-Politiker" und andererseits so genannte „Spät-Senioren". Erstere erwecken – zumindest äußerlich – damit Vertrauen („Lasst wohlbeleibte Männer um mich sein!"– Julius Caesar), dagegen ist es Letzteren meist egal: „Abnehmen? Wozu?" – Und die nehmen auch noch immer mehr zu, nicht nur an Gewicht, sondern auch an Zahl.

Übrigens: Die älteren Herrschaften bilden mittlerweile einen sehr lukrativen und immer größer werdenden Wachstumsmarkt. Daran sieht man ganz deutlich: Zum ersten Mal in der gesamten Menschheitsgeschichte hat das Alter Zukunft.

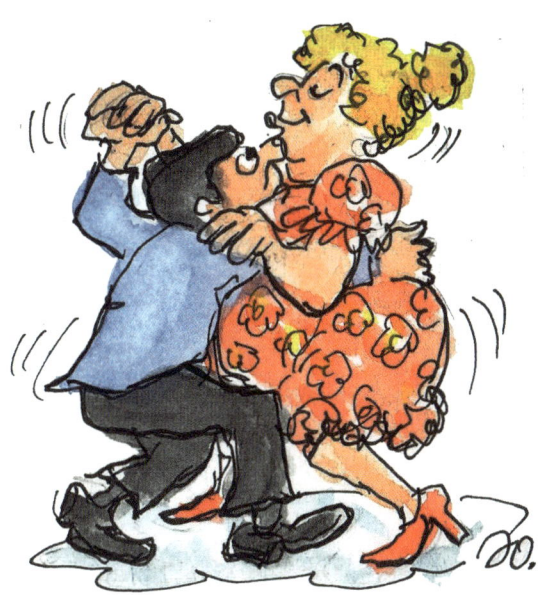

Wenn man sich diese ganzen „zeitgeistlichen Experimente"
mal genauer ansieht, die von lifestyle-bewussten Zeitgenossen
ständig verübt werden, nach dem Motto „Schön ist beauti-
ful", dann kommt man zwangsläufig zu dem Schluss: Das
Wichtigste heutzutage ist die Optik.

Beauty-Styling

Allerdings: Schönheit allein, das genügt offenbar nicht mehr,
nein, man muss alles tun, um auch noch möglichst gut auszu-
sehen. Man nennt das „Beauty-Styling". Vor allem was die Figur
betrifft, denn Wissenschaftler haben festgestellt: Der Körper ist
heute oft das einzige, was den Menschen noch einigermaßen
zusammenhält.

Eins ist klar: Auf äußere Schönheit sollte man nur dann
keinen Wert mehr legen, wenn man sich ohnehin schon
für attraktiv genug hält. Das heißt: Man sollte nicht unbedingt so aussehen wie ein „verpfuschtes Gesellenstück von
Frankenstein", oder wie mir Määnzer so diskret zu sagen
pflegen: „mit eme Blotschbackegesicht wie aus Schweine-
schmalz geformt".

Erfahrungsgemäß haben die Betroffenen immer auch
entsprechende Erklärungen für ihr Übergewicht, wobei es drei
Standard-Begründungen gibt: Erstens: „In unserer Familie ist
das erblich." – Zweitens: „Bei mir sind es nur die Drüsen." –
Und drittens: „Ich habe so schwere Knochen."

Eines aber ist unumstritten: Das Einzige, was wirklich dick
macht, das ist nur das Essen. Älteren Menschen wird ja ärzt-
lich geraten, möglichst viel zu trinken. In meiner Eigenschaft
als „arich fortgeschrittener Spät-Senior" halte ich mich uner-
bittlich daran, nach dem uralten Määnzer Motto: „Lieber mal
zu viel trinke, als wie zu wenig esse."

Dabei gibt es keine körperlichen Beschwerden, worüber der
Laie so gut Bescheid weiß wie gerade über das „zu-dick-Sein".

Und jeder kennt auch die beste Therapie dagegen, und die lautet bekanntlich: „Runter mit den Pfunden." Und viele Betroffene befolgen diese Devise, Abend für Abend, wenn sie noch mal Hunger kriegen, dann heißt es für sie ganz strikt: „Runter mit den Pfunden... von der Couch, und nix wie hin... zum Kühlschrank."

Dabei gibt es Zeitgenossen, die müssten dringend abnehmen, weil sie zu lange „Zeit" zu viel „genossen" haben. Darunter sind welche, bei denen kann man schon nicht mehr von einer „Figur" reden, sondern eher schon von einer „Massen-Demonstration". Manche sind so dick, dass man meint, es gäbe sie zweimal.

Doch soll man niemanden verspotten, nur weil er dem modischen Schlankheitsideal nicht entspricht. So sollte man einen Dicken besser bezeichnen als „Allround-Mann". Und wenn zwei Dicke ein keckes Tänzchen wagen, dann sagt man dazu „ausgelassenes Fett".

Generell gilt: „Übergewichtige" sollte man nicht diskriminieren, sondern man bezeichne sie als „Leute mit dem breiten Speck-drum".

Fachleuten empfehlen aus psychologischen Gründen auf die negative, oft diskriminierende Bezeichnung „Übergewicht" zu verzichten. So auch zum Beispiel der berüchtigte Mainzer Privatdozent Rüdiger Saul – Professor der „verbalen Absurdiologie". Er rät zu dem Begriff: „Korpulenzia lethargis".

Optimales Diäting

Alles schön und gut, aber was hilft nun eigentlich dagegen? Da gibt es nur eins: „optimales Diäting". Das gilt natürlich nicht für finanziell Unterprivilegierte, die haben normalerweise relativ geringe Chancen, auf Dauer übermäßig zu verfetten.

Für alle anderen existieren mittlerweile fast schon so viele Diäten, wie es übergewichtige Menschen gibt. Und jeder schwört auf was anderes, wie man am erfolgreichsten „am Hungertuch nagen" kann.

Wie aber kann man die lästigen Pfunde am ehesten loswerden? Das weiß eigentlich jeder: durch mehr Bewegung, zum Beispiel, wenn Ihnen jemand was zu essen anbietet: Schütteln Sie heftig den Kopf.

Am besten ist wohl die so genannte „Put-Out-Diät": Dabei darf man alles essen, muss nur sorgfältig kauen und danach das Ganze sofort wieder ausspucken.

Die früher so beliebte „Null-Diät" hat sich mittlerweile leider als wenig effektiv herausgestellt, denn der Erfolg danach lag bei den meisten überwiegend bei Null.

Sehr modern ist zurzeit die so genannte „Trenn-Kost", die machen viele Leute bereits bei sich zu Hause: die Frau isst in der Küche, und der Mann vorm Fernseher. Oder auch auf einem Teller der Braten und auf dem anderen die Klöße.

Wer es sich leisten kann, der fährt am besten in ein luxuriöses Sanatorium. Dort darf man dann für sehr viel Geld als Vorspeise zum Beispiel an den Fingernägel kauen und zum Dessert am Daumen lutschen. Der Einzige, der dort garantiert abnimmt, das ist der Geldbeutel.

Auf Ratschläge hinsichtlich „Vegetarismus" oder „Veganerismus" möchte ich hier verzichten, denn das sind keine kurzfristigen Methoden zum Abnehmen, sondern das sind Weltanschauungen. Außerdem sind sie auf Dauer schädlich für die Tierhaltung, denn sie reduzieren durch das übermäßige Verzehren von Pflanzen auf Dauer das Futterangebot für die Tiere.

Wodurch man garantiert abnehmen kann, ist eine verschärfte Variante der „China-Diät": Bekannt ist die normale Version: Da darf man ganze Schüsseln voll Hühnersuppe essen, aber nur mit Stäbchen. Weil man damit aber durch geschicktes Hantieren mit zwei Stäbchen ab und zu auch ein paar Nudeln erwischen kann, gibt es etwas weitaus effekti-

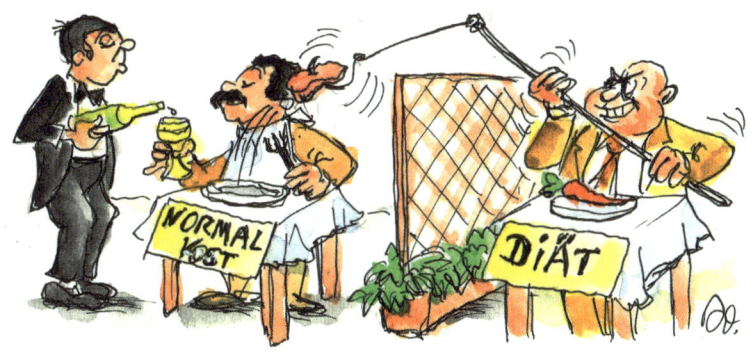

veres: die „One-Stick-Methode". Mit nur einem Stäbchen wird das höchstwahrscheinlich nicht mehr gelingen.

In der Werbung werden Dutzende von Diäten angepriesen, mit den unterschiedlichsten Methoden und sogar mit Medikamenten. Neulich habe ich eine Anzeige gelesen für ein Schlankheitsmittel mit der Überschrift: „Abnehmen – ohne Hunger."

Also, das ist doch völlig sinnlos: Wenn ich keinen Hunger habe, dann esse ich nix, und wenn ich nix esse, dann nehme ich auch ohne dieses Mittel ab.

Die Einzigen, die mit ihren Diäten absolut zufrieden sind, weil sie ihren Umfang selbst bestimmen können, das sind unsere Politiker.

Es hängt an der Hose

Der einzige Grund, warum ich mich sehr darum bemühe, unbedingt mein Gewicht zumindest zu halten, das ist weder die Gesundheit, noch die Eitelkeit, das ist einzig und allein meine Hose.

Ja, wenn mein Gewicht einen bestimmten Grenzwert übersteigt, dann bestätigt sich sofort die alte These von Heinz Erhardt: „Alles im Leben geht natürlich zu, nur meine Hose geht natürlich nicht zu."

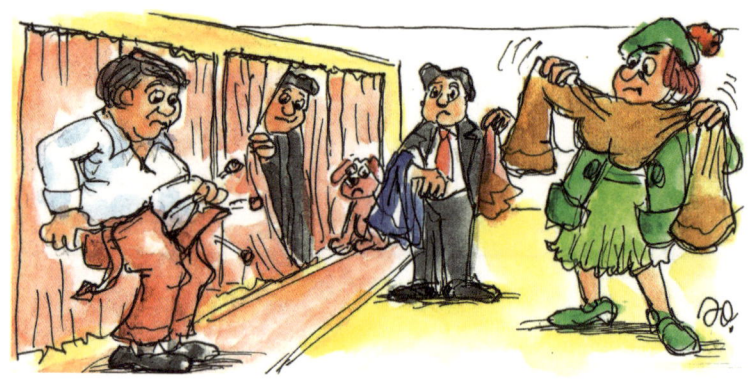

Und dann droht Schreckliches: Meine Frau schleppt mich in die Stadt zum Kauf einer neuen Hose, ein Horrorszenario. Ich würde ja die erstbeste Hose nehmen, die einigermaßen passt, und dann nix wie raus aus dem Laden. Nicht so meine Frau. Für sie muss eine Hose nicht einfach nur „passen", nein, die muss auch eine gute Qualität haben, und richtig sitzen, und dazu auch noch gut aussehen. Welch ein Luxus!

Mit Schrecken erinnere ich mich noch an das letzte Mal, als ich eine neue Hose brauchte. Leider war es nicht das letzte Mal, und es liegt auch schon zwei Jahre zurück. Es war ein heißer Sommer. Im Laden war es noch „heißerer", und in der engen Umkleidekabine die reinste Sauna.

Und dann ging der übliche Zirkus los: Ab in die Kabine, Jacke aus, aufhängen. – Schuhe aus, hinstellen. – Hose aus, aufhängen. – Warten. Meine Frau reicht das erste Beinkleid herein: Hose an. – Schuhe an. – Rausgehen. – Strenge Prüfung durch die Gattin: Kopfschütteln. Wieder rein. – Schuhe aus, hinstellen. – Hose aus, aufhängen. – Schweiß abtupfen.

Das nächste Beinkleid wird hereingereicht: Hose an. – Schuhe an. – Raus – Strenge Prüfung. Kopfschütteln. – Wieder rein. – Schuhe aus, hinstellen. – Hose aus, aufhängen. – Schweiß abwischen.

Nach der sechsten Anprobe hatte ich endgültig die Nase voll. Lauthals rief ich aus meiner Kabine in den Raum: „Nur noch eine einzige Hose probier ich an, aber dann ist endgültig Schluss." Da ertönte aus der Nachbarkabine ebenso laut eine männliche Stimme: „Sehr richtig! Dasselbe gilt für mich."

Sehen Sie, aus diesem Grund achte ich immer sehr penibel darauf, dass mein Hose stets einigermaßen problemlos zugeht, und dass es dadurch auch gleichzeitig mit meiner Gesundheit „einigermaßen problemlos" zugeht, das ist ein nicht unangenehmer Nebeneffekt.

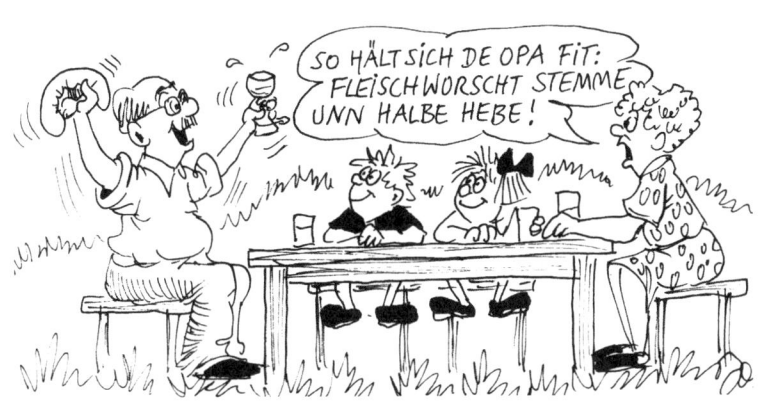

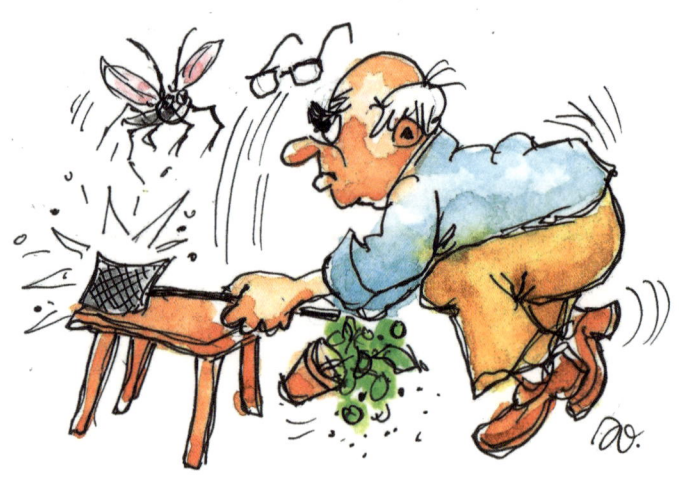

Kampf gegen die Schnakenplage

Die SCHNATO-Strategie

Alle Jahre wieder freuen sich die wintermüden Menschen
auf laue Abende, an denen man sich endlich bei Speis
und Trank draußen im Freien vergnügen kann oder zumindest
zuhause bei geöffneten Fenstern. Leider kommen um diese Zeit
auch andere Lebewesen auf diese Idee, vor allem in unserer
Region: Stechmücken, bei uns auch Schnaken genannt. Sie
laben sich allerdings nicht an Weck, Worscht und Woi,
sondern leider am Menschen und zwar mit bestechender
Eindringlichkeit.

Diese Plagegeister sind entlang des Rheins bestens
bekannt, besser gesagt: berüchtigt. Für die Bekämpfung
dieser Quälgeister setzt sich seit Jahrzehnten die KABS ein, die
„Kommunale Aktionsgemeinschaft zur Bekämpfung der
Schnakenplage e.V." Zu Lande, zu Wasser und aus der Luft
tut man alles, um die Stechmücken mit wissenschaftlichen

Methoden zu bekämpfen. Was aber kann man im eigenen Haus dagegen tun, wenn es dennoch eine Schnaken-Invasion gegeben hat?

„Es ist höchste Zeit, dass endlich mal was dagegen unternommen wird", rief meine Frau ganz empört, „so jedenfalls geht es auf keinen Fall weiter." Aufgrund ihres energischen Tons stimmte ich ihr sofort zu. Danach erkundigte ich mich vorsichtig, um was es denn überhaupt gehe.

Statt einer Antwort klatschte sie sich mit der flachen Hand auf den Unterarm, pflückte ein kleines dunkles, dünnbeiniges Wesen ab und hielt es mir hin. „Hier, schau dir das an! Die Stiche dieser Biester sind lebensgefährlich. Ich habe schon alles voller Beulen, und das juckt… wie verrückt."

Ich nahm ihr das geplättete Untier ab und untersuchte den Kadaver mit fachmännischer Miene. „Aha, ganz klar", sagte ich, „Tipula paludosa! – Die so genannte Langbeinmücke… mundartlich auch Pohdhammel genannt… die gemeine Schnake."

„In der Tat", sagte meine Frau, „und zwar ausgesprochen gemein. Zurzeit befinden sich offenbar mehrere Dutzend dieser ungebetenen Gäste in unserer Wohnung. Ich verlange von dir, dass du sofort etwas unternimmst gegen diese blutgierigen Bestien."

Unternehmen „Schnakentod"

„Nichts leichter als das", sagte ich, „das ist lediglich eine Frage der Strategie." Ich setzte mich an den Schreibtisch und entwarf mit kühnen Strichen einen perfekten strategischen Plan zur systematischen Bekämpfung der geflügelten Invasoren. Dem Unternehmen gab ich den Namen „Schnakentod". Damit die schlauen Viecher aber nicht schon vorher davon Kenntnis bekämen, wählte ich dafür den Codenamen „SCHNATO".

Nach demokratischer Abstimmung unter sämtlichen Familienmitgliedern ernannte ich mich selbst zum SCHNATO-

Oberbefehlshaber, während meine Frau, die Kinder und Enkel die SCHNATO-Streitmacht bildeten.

Konventionelle Bewaffnung

Die Truppe wurde von mir zunächst mit konventionellen Waffen aus unserem Keller-Arsenal ausgerüstet. Die Bewaffnung bestand aus zwei Fliegenklatschen älterer Bauart, einem abgelatschten Filzpantoffel, einer pensionierten Bratpfanne und mehreren handlich gefalteten Exemplaren der AZ. Nach kurzer Inspektion der Kampfmittel gab ich den Befehl zum sofortigen Angriff, den ich aus pazifistischen Gründen „Vorwärtsverteidigung" nannte.

Die Erfolge waren nicht sehr zufrieden stellend. Beide Fliegenklatschen überstanden die Attacke nicht und zerfielen lustlos in ihre Bestandteile. Bei der Bratpfanne fiel bereits beim ersten Einsatz der Stiel ab, und sie kam somit für weitere Kampfeinsätze ebenfalls nicht mehr infrage. Der Filzpantoffel verlor beim ersten Schlag nicht nur die Sohle, sondern auch jeglichen stofflichen Zusammenhalt.

Lediglich durch heftige Schläge mit der AZ konnten einige Gegner zumindest verscheucht werden. Leider nur vorübergehend. Kurz danach hatten es sich die fiesen Biester auf dem Schrank gemütlich gemacht und hielten sich die sämtlichen Bäuche vor Lachen.

Elektronische Kriegsführung

Kurz entschlossen wechselte ich die Taktik und ging zur elektronischen Kriegsführung über. Das nötige Material hatte ich mir in weiser Voraussicht bereits vor Wochen in einem Baumarkt besorgt. In allen Zimmern brachten wir fluoreszierende UV-Lampen an. Auf sämtliche Steckdosen kamen akustisch funktionierende Mückenvertreiber, die schrille Sirenentöne erzeugen.

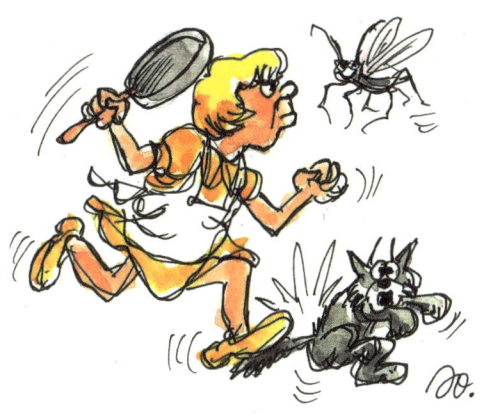

Die Truppe hatte ich in allen Räumen verteilt, um auf mein Signal hin die elektronischen Waffen in Betrieb zu setzen. Ein greller Pfiff von mir, und die Schlacht war eröffnet. Unsere Wohnung ähnelte jetzt einer Disco mit grellen Lichtblitzen und nervtötendem Lärm. Innerhalb kurzer Zeit war unsere kämpfende Truppe sowohl nahezu taub als auch blind und somit außer Gefecht gesetzt.

Die Schnaken dagegen schienen sich sauwohl zu fühlen. Sie tanzten wie im Drogenrausch völlig enthemmt durch die Gegend. Ihre Orgien unterbrachen sie lediglich durch blut-saugerische Attacken auf die ungeschützten Hautstellen unserer hilflosen Truppe.

Einsatz von Chemiewaffen
Daraufhin änderte ich die SCHNATO-Strategie und beschloss, einen flexiblen Gegenschlag mit chemischen Waffen zu führen. Meine Streitkräfte rüstete ich mit entsprechenden Waffensystemen aus, die ich im Abstellraum aufgestöbert hatte: einen altertümlichen klebrigen Fliegenfänger zum Aufrollen, einen Topf voll Sirup, den uns mal meine Oma geschenkt hatte und eine verbeulte Flitspritze, in die mein Opa einstmals Salmiakgeist gefüllt hatte.

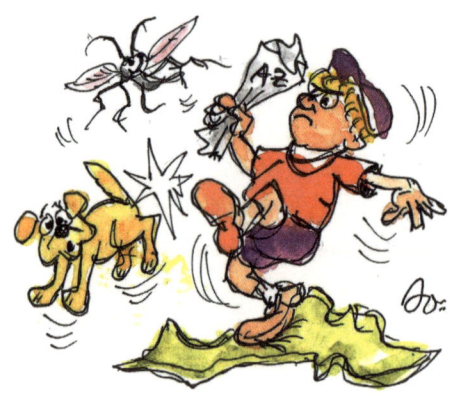

So bestens ausgerüstet führte ich unsere Truppe zur finalen Attacke auf die Aggressoren aus dem Schnakenland, um ihnen endgültig den Garaus zu machen. Von einem überzeugenden Sieg jedoch konnte man kaum sprechen. Zwar war der Fliegenfänger noch voll funktionsfähig, aber er klebte nach schwungvollem Einsatz durch meine Frau jetzt bombenfest an der Wand. Nur durch Mitnahme der gesamten Tapete ließ er sich wieder entfernen. Der Sirup bildete im Wohnzimmer eine völlig neue Form von Teppichboden: zwar sehr attraktiv glänzend, aber äußerst schwierig zu begehen. Der Kampfstoff aus der Flitspritze hatte sämtliche Pflanzen in der Wohnung zum vorzeitigen Verwelken genötigt.

Infolge der nicht mehr zu übersehenden Kollateralschäden brach ich diesen Einsatz ab und zog mich zur Beratung mit mir selbst in meinen Gefechtsstand zurück. Das gemeine Schnakenvolk jedoch hockte nach wie vor auf sämtlichen Möbelstücken herum und kugelte sich vor Vergnügen.

Der ultimative Waffeneinsatz

Jetzt half nur noch eines: Wir mussten zum allerletzten Mittel greifen. Ich holte die „ultimative Waffe" aus dem Schrank, was ich eigentlich vermeiden wollte: eine große Spraydose „Schädlingskiller de luxe".

Zunächst wies ich die Streitkräfte an, sämtliche Fenster und Türen abzudichten und versprühte danach den Inhalt in allen Zimmern. Nachdem wir nach zwei Stunden wieder zu Bewusstsein gekommen waren, ließen wir erst mal frische Luft ins Haus. Gleichzeitig flogen auch Dutzende neuer Stechmücken herein und verbündeten sich unter jubilierendem Gesumms mit ihren standhaften Genossen, die durch das giftige Spray regelrecht high geworden waren.

Geistesgegenwärtig sammelte ich meine noch benommenen Familienmitglieder, packte das Nötigste in mehrere Koffer und Taschen, schob alle ins Freie und schloss schnell die Haustür hinter uns zu.

„Habt ihr's gesehen?", fragte ich stolz. „Meine SCHNATO-Strategie hat voll und ganz funktioniert. Nach mehreren Scheinangriffen ist es uns gelungen, die Gegner zu überlisten und gefangen zu setzen. Wir werden jetzt übers Wochenende zu den Großeltern fahren und erst am Montag wieder zurückkehren. Bis dahin werden die stechsüchtigen Bestien durch Mangel an menschlichem Blut mit Sicherheit alle eingegangen sein."

Ob sich diese Behauptung auch bewahrheiten wird, kann ich ihnen leider erst dann mitteilen, wenn wir am Montag wieder nach Hause zurückgekehrt sind.

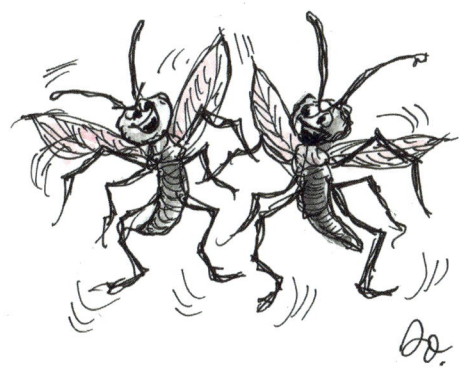

Ein Partyologe klärt auf

So werden Sie ein Party-Star

Meine sehr geehrten Damen und Herren! Heute wollen wir uns mal beschäftigen mit der Party-Kunde, der so genannten „Partyologie". In unserer modernen Leistungsgesellschaft herrscht bekanntlich Erfolgszwang, das heißt: Jeder Mensch muss immer die gerade von ihm erwartete Rolle spielen. Der Fachmann spricht vom so genannten „Chamäleon-System". Das bedeutet, dass man sich jederzeit und überall der jeweiligen Situation anpassen muss, und zwar „rückgrat-los".

Nehmen wir mal an: Sie sind zu einer Party der feinen Gesellschaft eingeladen. Sie betreten die schlichte, aber geschmacklose 12-Zimmer-Hütte pünktlich auf die Minute, und das ist? – Richtig! – Schon falsch.

Es gilt nämlich als vornehm, unpünktlich zu sein, je nach gesellschaftlicher Bedeutung, das heißt: je höher, desto später. Wie der Lateiner sagt: „O tempora, o mores!" – Auf deutsch: „Mit Tempo kommt nur Zores".

Zwar gilt bei uns eine demokratische Gesellschaftsordnung, allerdings nicht in den höheren Kreisen, denn dort wird nicht einfach jeder x-beliebige „Hinz und Kunz" eingeladen, oh nein, das muss zumindest ein bedeutender Doktor Hinz sein, oder ein einflussreicher Direktor Kunz. Entscheidend ist die jeweilige Gehaltsklasse, wie bei der Blutprobe: pro Mille.

Bei allen Partys gilt die Regel: sehen und gesehen werden. Das ist so etwas wie ein „optischer Schrebergarten". Jeder Gastgeber, der was auf sich hält, benötigt zum Vorzeigen ein paar Prominente, und sei es auch nur ein ehemaliger Fernsehstar, ein „TiViFo", das ist ein TV-Fossil. Zur Not genügt auch ein früherer Spitzen-Politiker, abgekürzt: „Spitz-Po". Ja, so eine Promi-Party ist nun mal eine Art „Krempelmarkt für Antiquitäten", mit silikon-gestärkten Damen und gut gebügelten Herren, meist mit breitem „Speck-drum".

Ihr Verhalten bei der Begrüßung sei lässig und locker. Auf die Frage des Gastgebers, wie es Ihnen gehe, antworten Sie ganz neutral: „Danke, ich kann nicht besser klagen!" – Oder etwas frivoler, mit einem Augenzwinkern: „Ja, ja… man schläft sich so durch!"

Demonstrieren Sie Bescheidenheit, betonen Sie gleich zu Beginn: „Ich lege keinerlei Wert auf einen meiner zahlreichen Titel. Es genügt, wenn Sie Herr Generaldirektor zu mir sagen!"

Auch ein möglichst intelligentes Kompliment kann nie was schaden, etwa: „Wenn ich reich wäre, Herr Medizinal-Reserverat, dann möchte ich gerne so aussehen wie Sie, weil: dann könnte ich mir das leisten!"

Und noch ein Rat für die besseren Herrn: Sollten Sie sie Ihre Frau Gemahlsgattin mal nicht dabei haben, dann können Sie auch eine gut ausgebaute Freundin mitbringen. Das steigert Ihr Ansehen – und zwar in Potenz.

Das Wichtigste bei einer Promi-Party ist die zwanglose Konversation. Dabei genügt es nicht nur, einfach so einen Blödsinn daherzureden, oh nein, den muss man auch oft genug wiederholen, bis das auch jeder „Discount-Akademiker" verstanden hat.

Beweisen Sie auch, dass Sie sich in der Literatur auskennen. Flechten Sie sich in die Unterhaltung ein, mit kecker Zunge und übersättigter Arroganz. Neulich hörte ich, wie ein offenbar neureicher, übergewichtiger Smoking, zu einem offensichtlich geistlichen Herrn sagte: „Also, wissen Sie, verehrter Pater Noster, ich habe meine Bücherwand endlich komplettiert, mit den noch fehlenden zwei Meter fuffzich Literatur, darunter auch fünf Bände von Homer, natürlich im Original. Sie kennen doch sicher Homer, den Karl May der Antike! – Höhöhö… kleiner Scherz!"

Großes Ansehen verleihen Ihnen profunde Kenntnisse in der klassischen Musik – zum Beispiel: „Also ich kann Ihnen versichern, Frau Emanzipatorin, meinen monatlichen Beethoven, den lasse ich mir nicht nehmen. Neulich, bei seiner berühmten Erotika, herrlich zum Schluss dieses Lago Maggiore in Disco-Dur!"

Diskutieren Sie auch ruhig einmal mit dem obligatorisch anwesenden „Salon-Sozialisten", der gehört zu jeder anspruchsvollen Party dazu. Das ist so eine Art „Renommier-Linker", aber keine Angst, meist sind das nur so genannte „Radieschen-Komunisten": außen rot und innen weiß-nicht-was.

Jedenfalls sollten Sie sich jederzeit verhalten wie ein dynamischer Erfolgsmensch: progressiv und konservativ, liberal und sozial, eine Mischung aus schwarz, rot, gelb und grün. So was kommt immer an. Und betonen Sie immer Ihr Verständnis für die Bedürfnisse des einfachen Bürgers. Wir wollen ja beileibe keine Millionäre sein, oh nein, wir wollen ja nur so leben wie sie.

Es gibt natürlich auch Partys, bei denen infolge geistiger Impotenz auftretende Unterhaltungslücken nur überspielt werden können durch die Aufforderung des Gastgebers: „Es darf getanzt werden!" Ob Sie diese Zumutung befolgen wollen, oder nicht, das liegt ganz in Ihrem Belieben – ad libido.

Wer sich diskret aus der Affäre ziehen möchte, kann zum Beispiel ein Gipsbein vortäuschen. Wie schon der Volksmund weiß: „Besser mit einem warmen Gipsbein zuhause, als barfuss im Eros-Center!"

Allzu eindeutige Annäherungsversuche Kontakt suchender Damen wehrt der Kavalier von Format diplomatisch ab, etwa: „Sie können denken von mir, was Sie wollen, Frau Generalmasseuse, aber: my Hos is my Castle!"

Im Gespräch mit prominenten Persönlichkeiten bleiben Sie unbefangen und leger – sagen Sie zum Beispiel: „Na, Herr

Ober-Stabs-Admiral, auch wieder da? Famos, famos – und immer noch mit derselben Fregatte?"

Noch etwas ganz Wichtiges zum Schluss: Vergessen Sie nicht, der Dame des Hauses auch mal ein geistvolles Kompliment (salopp ausgedrückt) „unters Korsett zu jubeln" – zum Beispiel: „Ach, Frau Sozial-Simulatorin, Sie schauen ja momentan so klug drein? – Wo lassen Sie denn denken?"

Ich danke für Ihre Aufmerksamkeit – und für Ihre nächste Party: toi-toi-toi!

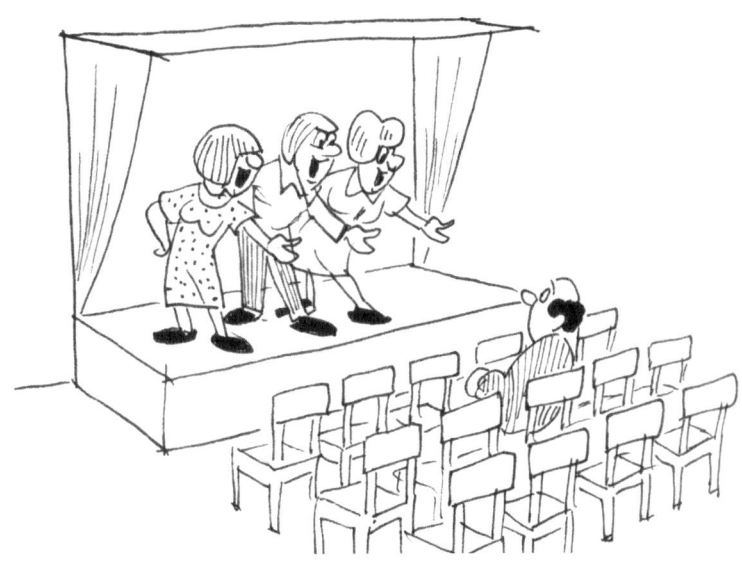

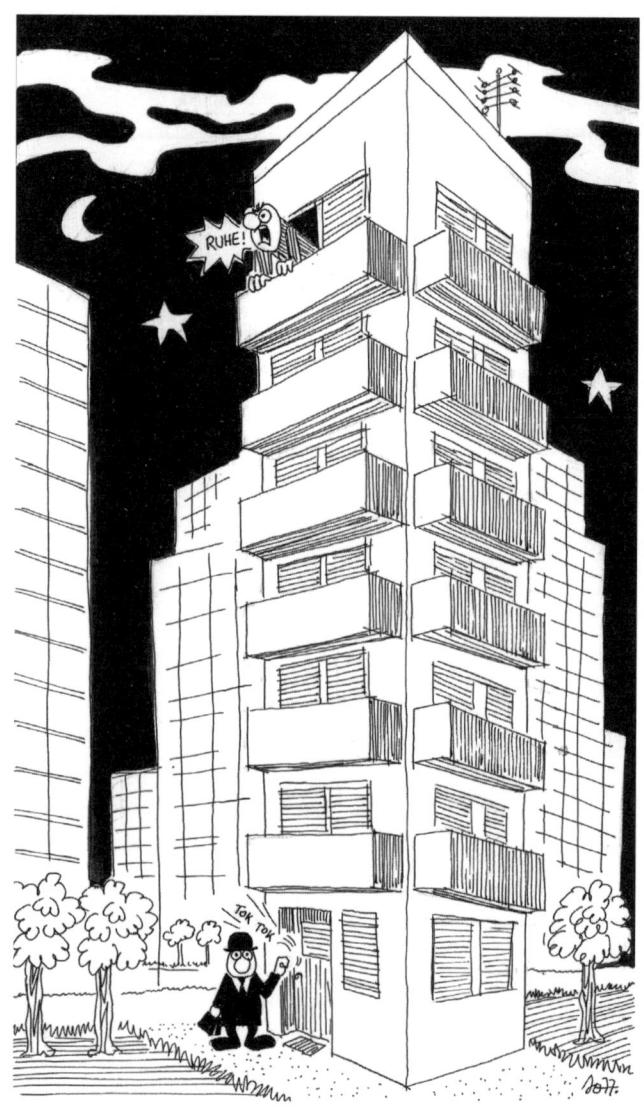

Drittes Gefach
Gereimte Ungereimtheiten

Gedichte habe ich schon in frühester Jugend geschrieben.
Vor allem zu Geburtstagen und Jubiläen in der Familie.
Der Vorteil war:
Dadurch vermied ich es, mein karges Taschengeld
für Geschenke ausgeben zu müssen.
Vorbild für diese Dichtungen war mein Papa, ein Meister der
gedrechselten Verse, oder wie die Määnzer so etwas respektlos
zu nennen pflegen: „Kniddelversjer".
Später perfektionierte ich das Dichten, das stilistisch
gesehen auf einer sehr breiten Basis stand.
Waren es am Anfang noch gereimte Fastnachtsvorträge,
wurden es später dann satirische oder lyrische Texte für meine
Lieder im Kabarett. Damals entstanden die fantasievollsten
und originellsten Verse.
Das ist wohl darauf zurückzuführen, dass nicht eines
meiner Dichtungen am Schreibtisch entstanden ist.
Die Ideen und Entwürfe dazu stammen aus den
unterschiedlichsten Umgebungen:
sowohl bei nächtlichen Gelagen in Kneipen
(zum Beispiel im „Quartier Mayence", wo ich mir die Ideen
auf Bierdeckeln notierte), als auch in freier Natur –
zum Beispiel bei Waldspaziergängen.
Jetzt im Alter ist der beste Ort dafür mein bequemer Sessel,
in dem ich bis spät in die Nacht hinein sitze (wegen seniler
Bettflucht), während im Hintergrund der Fernseher läuft.
Natürlich darf ein Glas mit gutem Rotwein dabei nicht
fehlen. Das lockt die Musen an. In diesem Gefach findet man
einige Werke, die symptomatisch sind für meine Dichtungen:
mit Scherz, Satire und Poesie.

Kneipen-Impressionen

Gleich um die Ecke
muss die nächste Kneipe sein,
drum nichts wie hin,
schaun wir mal nach,
gehn wir mal rein.

Vor lauter Leut sieht man
kein Mensch, so voll ist's hier,
doch Platz ist immer
für'n Kurze und ein Bier.

Und dann steht man da am Tresen,
aus den Flaschen steigt die Lust,
in den Gläsern schwimmen Träume,
auf der Theke hockt...
der Frust.

Schnauzbebart und dünnbebrillt,
langhaarwallend, jeansbehost
sitzen Grübler, schluckgedrillt,
rauchumschwadet, lärmumtost.

Schamhaft sieht man Scheue blicken,
spreizend speit man Kluges aus,
dreiste Böcke, spröde Zicken...
jemand geht zum Pinkeln raus.

Tongefetztes trommelt laut,
mancher Pfau fühlt sich als Star,

knabbernd wird ein Brot gekaut,
wogengleich wallt Mädchenhaar.

Mäuler sabbern, voller Stolz,
progressiv und künstlich heiter.
Dir wird übel? – Und... was soll's?
Kotzen hilft hier auch nicht weiter.

Die Kerze zischend Licht verbreitet,
die Luft wird langsam knapp,
die Fliege übers Tischtuch schreitet,
das Wachs tropft träge ab.

Ich forme Kügelchen daraus,
die Fliege schwankt apathisch,
sie sieht wie Tante Erna aus... platsch!
Die war mir nie sympathisch.

Gleich um die Ecke muss
die nächste Kneipe sein,
drum nichts wie hin,
schaun wir mal nach,
gehn wir mal rein.

Vor lauter Leut sieht man
kein Mensch, so voll ist's hier,
doch Platz ist immer
für'n Kurze und ein Bier.

Und dann steht man da am Tresen,
aus den Flaschen steigt die Lust,
in den Gläsern schwimmen Träume,
auf der Theke hockt der Frust.

Warum bin ich nicht längst zuhaus
und sitze noch hier rum?
Warum halt ich noch immer aus
und falle noch nicht um?

Es könnt ja durchaus möglich sein,
vielleicht ist es schon nah?
Auf einmal käm das Glück herein...
und ich wär dann nicht da.

Ich starre in mich selbst hinein,
doch da sieht's nicht gut aus,
drum lass ich das auch lieber sein
und bleibe aus mir raus.

Ich seh mich... neben mir selbst stehn
und trinke mit mir... schüchtern.
Ich möchte endlich schlafen gehn...
doch ich bin noch zu nüchtern.

Die Pfützen auf der Theke sind
vermischt mit Dreck und Asche,
am Boden liegen Splitter rum,
dazwischen eine Flasche.

Der Mief wird dick
wie Seifenschaum.
Die Zeit langsam gerinnt...
ich kämpfe dämmernd
mit dem Schlaf...
und fürchte...
huuuuaaahhh...
er gewinnt.

Ewige Treue

Einst sah ich Amor und Psyche,
sie waren beim Küsse tauschen
in weinlaubumrankter Nische,
diskret konnte ich sie belauschen.

„Ich liebe dich ewig", rief dieser,
und Psyche, sie hauchte: „Oh ja!"
Ansonsten schweigt hier der Genießer,
was dann zwischen beiden geschah.

Tags drauf ich wiederum dort war,
doch schien mir die Lage verdrechselt:
Herr Amor war wieder vor Ort zwar,
doch hat er… die Psyche… gewechselt.

*Im krassen Gegensatz zu diesem romantischen Gedicht folgt
nun eines mit mundartlichem Flair: eine meiner ersten Liebes-
erklärungen – uff määnzerisch.*

Anhänglichkeit

E Fedder hängt am Dösje,
am Dösje hängt e Kapp,
die Kapp, die hängt am Hösje,
des Hösje an ‚rer Mapp,
die Mapp hängt an eme Hake,
am Hake hängt e Brett,
am Brett, da hängt e Lake,
am Lake hängt moi Bett,

am Bett, da hängt e Mahnung,
unn zwar in voller Länge:
„Du hast partout kää Ahnung,
wie sehr ich an dir hänge!"

*Aus meinen ganz frühen Jugendtagen stammt dieses Gedicht:
ein relativ offenes Bekenntnis zu Sehnsüchten aus dem Unter-
bewusstsein.*

Träumelein

Beim Abendsonnendämmerlein
sitz ich in meinem Kämmerlein,
träum dort mein eigen Träumelein
und lach mir eins ins Däumelein.

In meinem kleinen Stübelchen
nimmt keiner mir für übelchen,
wenn lugt aus Hirnes Schränkelchen
frivol so manch Gedänkelchen.

Das find ich auch
noch feinileinchen...
was bin ich für ein
Schweinileinchen.

*Dass die Beziehungen zwischen Mann und Frau leider auch
ihre tragischen Seiten haben können, das weiß jeder,
der schon mal aus Liebe arg gelitten hat.*

Liebeskummer

Weil ihn sein Mädchen nicht mehr wollte,
das er geliebt so sehr,
beschloss er traurig, dass er sollte
nicht länger leben mehr.

Er überlegte wochenlang dann:
Wie mach ich mit mir Schluss?
Was man als Laie alles tun kann,
mit Gas... mit Gift... mit Schuss?

Doch wurde er dabei verdrießlich,
denn ihm fiel plötzlich ein:
dass die Versuche könnten schließlich
lebensgefährlich sein.

Da nahm er eine große Kanne,
gefüllt mit edlem Wein,
goss dies in seine Badewanne,
nahm Anlauf und... plumps!
sprang rein.

Er soff sie aus, was man nicht soll,
und schlürfte wie besessen.
Am End war er sternhagelvoll.
Die Maid?
Hat er vergessen.

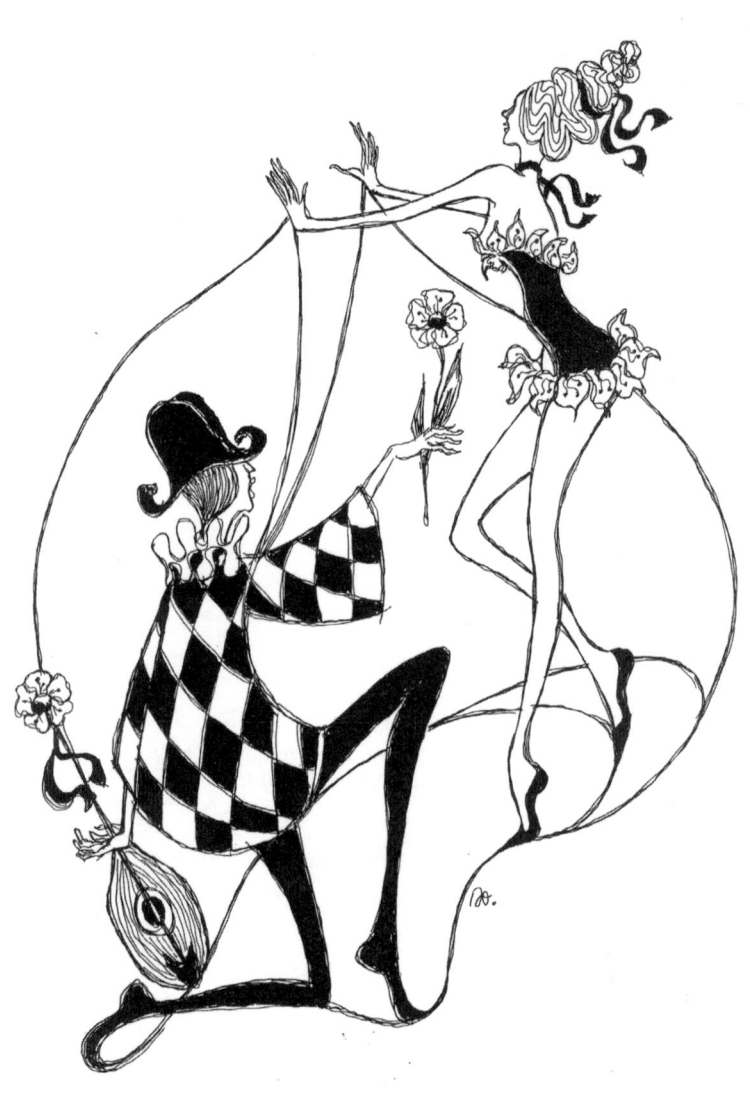

Der Tag hat sich gelohnt

*Als alter „Eingeborener" kenne ich unsere schöne Stadt natür-
lich in- und auswendig. Aber selbst als Ureinwohner entdeckt man
immer mal wieder was Neues.. oder auch was Altes. Aber egal, was
auch immer:*

De Dom steht stumm da, wo er steht,
e Marktfrau kommt ums Eck,
en Penner übbers Plätzje geht,
drei Taube spiel'n Versteck.

Übber mei Füß en Käfer läuft,
en Worm im Abfluß pennt,
am Kiosk sich en Mann besäuft,
und dabei Trost sich spend:
„Wir kommen alle, alle, alle...
in den Himmel!"

Soi Rabbelche e Bubche macht,
en Polizist guckt bees,
im Marktbrunne en Schwarze lacht,
es quietscht e Kinnerschees.

Aus einer Dutt en Paarweck riecht,
vom Dach en Windstoß springt,
en alte Schirm nach Mumbach fliecht,
lauthals en Volle singt:
„Siehste nit die Wutz im Gaade... hupp...
nebedraa moi Fraa!"

En bess're Herr kratzt sich am Kopp,
e Maus ner Katz nachrennt,
en Mops macht in en Blumetopp,
e arm alt Fraache flennt.

Zwei Spatze sich um Krümmel raufe,
ich werd e bisje mied...
Gedanke sich im Sand verlaufe...
vom Himmel klingt ein Lied:
„Heile, heile Gänsje,
es werd bald wieder gut!"

Vom Rhoi weht en Geruch nach Teer,
doch ich hätt gern e Bier.
Die Bänk um mich erum sinn leer,
nur ich sitz...
neber mir.

De Domsgickel schläft langsam oi,
am Himmel gähnt de Mond,
auch wenn nix groß
passiert sollt soi...
na und?
Der Tag hat sich
gelohnt.

Volksmusik als Quotengarantie

Eine der beliebtesten Programmsparten im Fernsehen ist zweifellos die „Volksmusik", denn die bringt garantiert die höchsten „Einfalt-Quoten". Mit den berühmten Stars Florian Hinter-eisen oder Hansi Silber-seer. Die am besten dazu passende Musik ist natürlich die Blasmusik.

Neulich hab ich sogar mal gehört: Beethovens „Mondschein-sonate"... für Blasorchester. Oder die „Schöpfung" von Haydn... geblasen! Ein Heiden-Lärm war das... bis zur Er-Schöpfung.

Schaltet man mal das Radio ein... was hört man da unter Umständen? Liebe Hörerinnen und Hörer! – Das war unsere beliebte Sendung: „Wenn der Schwarzwald jodelt"... mit den fröhlichen „Hustenreiz-Raben"... und den lustigen „Alptraum-Bläsern".

In unserer Sendereihe „Spaziergänge durch deutsche Kulturgeschichte" – in zwei Minuten dreißig – hören Sie jetzt den „Erlkönig" von Johann Wolfgang... und von Goethe... und zwar in einer „volksdümmlich" bearbeiteten Kurzfassung... vertont für Blasmusik.

Der geblasene Erlkönig

Bum-tätärä, Bum-tätärä, Bum-tätärä, Tsching-bum!
Wer reitet so spät durch Nacht und Wind?
Es ist der Vater mit seinem Kind:
„Mein Sohn, was birgst du so bang dein Gesicht?"
„Hörst, Vater, du die Blasmusik nicht?"
Sie proben hier draußen die Nacht durch im Wald.
Sie blasen in Dur und in Moll kräftig-laut,
bis nicht nur der Nacht, auch dem Morgen schon graut.
Uff-tataram, Uff-tataram, Uff-tataram, Tam-tam!

Dem Vater grauset's, er reitet geschwind,
und hält in den Armen das ächzende Kind,
erreicht den Hof mit Mühe... voll Staub...
sein Kind... das Pferd... und er...
alle taub.

Bum-tätärä... Bum-tätärä...
Bum-tätärä... Tsching-bum!

Doch die Bläser froh und heiter,
die blusen munter weiter,
für die ein wahrer Hochgenuss
zu Ehren von „Sankt Blasius".

Bum-tätärä, Bum-tätärä Bum-tätärä,
Tsching-bum-bum-bum!

Also, mal ehrlich!
Mir geht das auf die Nuss.
Drum mache ich jetzt
Schluss.
Tsching-Bum!!!
Hiiiilfe!

Ein wirklich einmaliges Erlebnis

Im Jahre 2015 feierte die ARD das 60-jährige Jubiläum der Fernsehsitzung „Mainz bleibt Mainz, wie es singt und lacht." Mich hatte man als „Ehrengast" dazu eingeladen, weil ich bereits bei der allererster TV-Sitzung im Jahre 1955 aufgetreten bin. Heute bin ich einer der ganz wenigen Überlebenden von damals, und da hatte man sich wahrscheinlich gesagt: „Komm, den laden wir schnell noch mal ein, bevor auch er…"

Und so saß ich zum ersten Mal in meinem Leben im Saal bei einer Fernsehsitzung, zwar ziemlich weit hinten, was mir aber ganz Recht war, denn da sieht und hört man nicht alles so deutlich. Neben mir meine Gemahlsgattin Bärbel als „moralische Unterstützung" – glücklicherweise, denn das war auch sehr nötig.

Alles in allem war es ein wirklich „einmaliges" Erlebnis – im wahrsten Sinne des Wortes, denn ein zweites Mal werde ich da bestimmt nicht mehr hingehen. Meine Eindrücke hatte ich danach in Reimform gefasst.

Die Fernsehsitzung

Alle Jahre kommt sie wieder,
stets traditionell und bieder.
Für Millionen gibt's nur eins:
wie man singt und lacht in Mainz.

Das Programm läuft ab nach Schema,
Perfektion ist einz'ges Thema,
strengste Planung gibt es nur,
was Spontanes ? – Keine Spur.

Pünktlich wird der Saal verdunkelt,
Musik spielt – die Menge schunkelt.
Endlich geht es los – wie schee!
Einmarsch – Garden – Komitee.

Auf die Bühne alle laufen,
stehn da rum als bunter Haufen.
Glocke schellt – das Spiel beginnt.
Einer lacht – ich glaub, der spinnt.

Es begrüßt de Präsident,
Prominente werrn genennt,
Name, Titel – laut Gesetz,
hocke auf de beste Plätz.

Angereist von nah unn fern,
zeige sich dem Volk hier gern.
Huldvoll sie sich präsentiern,
klatsche – falls se was kapiern.

Stimmungsvoll singt jemand Lieder,
alles schunkelt auf und nieder.
Is vorbei es Protokoll,
sinn die erste Leut schon voll.

Nach jedem Auftritt, fast schematisch,
stehn alle auf – schon automatisch.

Bütt eroi unn Bütt enaus,
kimmt en Tusch, gibt's aach Applaus.
Erst wenn ääner Witzjer macht,
werd im Saal emal gelacht.

Zwischedurch fast ohne Pause:
„Ujui-jui-jui-s" unn „Au-wau-wau-se"

Ist der Vortrag schwach besetzt,
wird im Saal lauthals geschwätzt.
Wird's besinnlich – is mer froh,
weil: dann kann mer mal uff's Klo.

Nach jedem Auftritt, fast schematisch,
stehn alle auf – schon automatisch.

Das Ballett kommt angehoppt,
Männer glotze wie gedoppt.
E Gesangsgruppe tut singe,
dazu tanze, hippe, springe.

Zwischedurch fast ohne Pause:
„Ujui-jui-jui-s" unn „Au-wau-wau-se"

Redner, Tänzerinnen, Sänger,
Sitzung dauert immer länger.
Einer spricht – gebildet arich,
sehr politisch-literarich.

Nach jedem Auftritt, fast schematisch,
stehn alle auf – schon automatisch.

Tusch! – Narrhallamarsch! – Helau!
Jetzt sinn fast schon alle blau.
Dann so'n Krischer – bringt was Klores:
Blödsinn, Jux unn Kokolores.

Zwischedurch fast ohne Pause:
„Ujui-jui-jui-s" unn „Au-wau-wau-se"
Und dann zum Schluss drei Worte bloß:
„Die Määnzer Hofsänger" – grandios!
Es trägt der Männer-Masse-Chor
lauthals gemischtes Liedgut vor.

Endlich „Sassa" – Glocke läute,
„So ein Tag, so schön wie heute!"
Luftballone – Lichter blende.
Selbst der Dümmste ahnt das Ende.

„Helau!" brüllt Sitzungspräsident,
weckt alle auf, die eingepennt,
und droht zum Schluss der Narrenschar:
„Auf Wiedersehn – im nächste Jahr!"

Fragt mich bitte nicht: warum
das so sein muss? – Eben drum
kann ein echter Narr nur lache
und sich drüber lustig mache.
Genau! – Helau!

Die Flasche

Bevor man drüber nachgedacht,
schwupps... ist man schon zur Welt gebracht.
Man schreit, ist außer Rand und Band,
kriegt drum die Flasche flugs zur Hand.

Behaglich schmatzend... mehr und mehr,
so nuckelt man die Flasche leer.
Und damit wird man ungerührt
erstmalig hinters Licht geführt.

Der Griff zur Flasche wird gewohnt,
egal ob sich der Inhalt lohnt:
ob Limo, Cola, Apfelsaft,
ob Sprudel, Milch – zur Lebenskraft.

Kurz alles, was da schmeckt und fließt,
aus einer Flasche man genießt.
Man wächst, wird älter und gereift,
des öftren man zur Flasche greift.

Fühlt man sich schlecht, fühlt man sich wohl,
egal... wo ist der Alkohol?
Bier, Schnäpse, Sekt, Likör und Wein,
man schüttet alles in sich rein.

Dem Einen ist die Flasche Trost,
er sagt bei jedem Kummer: Prost!
Der Andere, er braucht sie eben
als Wunderelixier zum Leben.

Doch bleibt die Flasche immer weiter
des Menschen ständiger Begleiter.
Man gießt oft quietschfidel und munter
auch mal ein Glas zu viel hinunter.

Der nächste Tag wird dann zur Qual:
„Nie wieder!"... bis zum nächsten Mal!
Man hört auch mal – ganz nebenbei,
dass man selbst eine Flasche sei!

Im Alter darf man kaum noch dürfen:
statt Flaschen nur noch Gläschen schlürfen.
So spiegelt sich der Lauf der Zeit
im Rückgang dieser Köstlichkeit.

Nur Wasserflaschen sind gestattet,
kein Wunder, dass der Mensch ermattet.
Er mag nicht mehr...
zieht sich nach innen...
wird zugekorkt... plopp!
und fleucht
von hinnen.

Dauerjogging

Beim Dauerjoggen ist sehr wichtig:
man muss gut joggen – aber richtig!
Jedoch auch dauern muss es sehr,
weil's sonst kein Dauerjogging wär.

Der Waldmeister im Dauerjoggen
machte schon früh sich auf die Socken,
als er gestartet vor zwölf Jahren
und nur gejoggt war... nie gefahren.

Schritt um Schritt,
Tritt für Tritt,
und die Zeit,
sie joggte mit.

Ausdauernd joggte er die Runden,
viel Mitjogger sind längst verschwunden.
Er aß und trank bei diesem Rennen
und konnt' sogar beim Joggen pennen.

Bein um Bein,
Stein um Stein,
joggte schließlich
ganz allein.

Beim Laufen konnt er Briefe schreiben
und seine Notdürfte betreiben.
Er heiratete gar dauerjoggend,
die Gattin joggte mit... frohlockend.

Spann um Span,
dann und wann,
joggte berg-ab er
und -an.

Doch die Familie kam nicht mit
bei seinem Dauerjogging-Schritt.
Er joggte weiter, Ort um Ort,
als Solo-Jogger munter fort.

Bis jetzt weiß keiner: Wann ist Schluss?
Ob er als Greis mal enden muss?
Auf solche Fragen ruft er heiter:
„Ich jogge auch im Sarg noch weiter!"

Nun ja, des Dauerjoggers Schenkel
bewundern selbst noch seine Enkel,
die nur noch auf sein Ende warten.
Im Himmel
wird er wieder
starten.

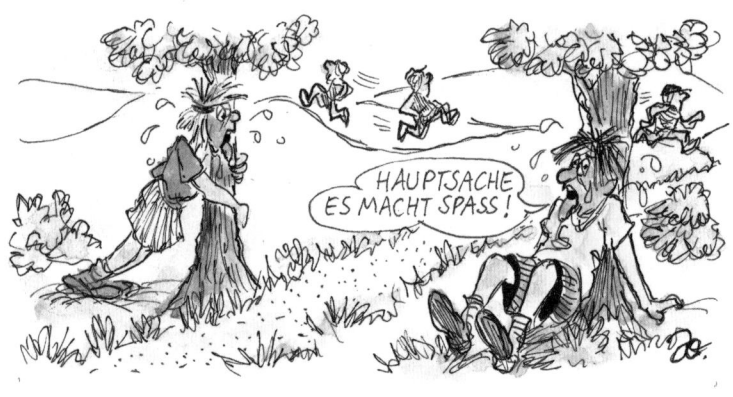

Viertes Gefach

Rezeptpflichtiger Unfug

Vor den Artikeln in diesem Gefach wird gewarnt.
Sie sind rezeptpflichtig, denn es könnte unter Umständen
zu unkontrollierbaren Lachanfällen kommen oder zu
Schwindelanfällen infolge ständigen Kopfschüttelns
über diesen stellenweise äußerst makabren Unsinn.
Der Inhalt ist nicht unbedingt geeignet für Jugendliche,
die dadurch eventuell emotionale Schäden nehmen könten.
Aber auch ältere Menschen könnten ähnliche Probleme
bekommen, ebenso Menschen mittleren Alters.
Wer jedoch über eine stabile Gesundheit verfügt
und eine relativ gute Konstitution hat,
bei dem bestehen kaum Bedenken wegen des Konsums
der folgenden Produkte einer merkwürdigen Fantasie.
Zu Risiken oder Nebenwirkungen fragen Sie daher
bitte weder Ihren Arzt oder Apotheker,
denn die könnten Ihnen eventuell von der Lektüre abraten.
Fragen Sie lieber den Autor oder seinen Verleger.
Beide empfehlen die Einnahme dieser zwar gewöhnungs-
bedürftigen, aber durchaus unbedenklichen Elixiere.
Vorausgesetzt, es graust Ihne vor nix,...
noch nit emal vor gar nix!

Der Leichensimulator

D a ich mir sehr gerne Krimis im Fernsehen anschaue, kenne ich mich natürlich bestens aus mit den dort agierenden Charakteren: die Kommissare oder auch Kommissarinnen (mehr oder weniger familiär problembelastet), die zugehörigen Assistenten (mehr oder weniger witzig), die Vorgesetzten (mehr oder weniger trottelig) auf der einen Seite. Auf der anderen Seite die Tatverdächtigen (mehr oder weniger verachtenswert) sowie die Opfer einer Straftat (mehr oder weniger prominente Schauspieler).

Dagegen kennt kein Zuschauer die übrigen anonym bleibenden gewaltsam Verblichenen im Laufe des Geschehens. Dafür engagieren die Produktionsfirmen Angehörige einer speziellen Berufsgruppe: so genannte „Leichensimulatoren". Zufällig lernte ich neulich so jemand kennen und stellte ihm ein paar Fragen.

Sie haben ja einen äußerst ungewöhnlichen Beruf. Wie kamen Sie denn dazu?

Das hat sich fast schon zwangsläufig ergeben, denn ich habe schon immer ausgesprochen hinfällig ausgesehen. Und in unserer Laienspielgruppe hatte man mir immer nur die Rollen von Kranken und Gebrechlichen zugeteilt. Später habe ich mich bei einer Agentur beworben, die sich spezialisiert hat auf die Vermittlung von Statisten für die Produktion von Fernsehfilmen. Dort werde ich dann geführt als „Leichensimulator".

Wenn Sie engagiert werden von so einer Produktionsfirma, was ist dann Ihre Aufgabe?

Dann werde ich eingesetzt als totes Opfer, zum Beispiel von Serienmördern, von Terroristen oder von Mafiakillern. Und dann muss ich jeweils die betreffende Leiche simulieren. Das ist nicht einfach, im Gegenteil, das ist eine richtige Knochenarbeit. Das einzig Gute daran ist: Für diesen Job braucht man keinerlei Ausbildung. Denn als Leiche tot in der Gegend herumliegen, das kann schließlich jeder. Früher oder später muss man's eines Tages ja sowieso.

Sind besondere Anforderungen zu erfüllen in Ihrem Beruf?

Eigentlich nicht, denn es heißt ja nicht, dass man auch so aussehen müsste, als wäre man schon wochenlang tot. Dennoch kann es äußerst hilfreich sein, wenn man schon von Natur aus so ein leicht strapaziertes „Sarg-Gesicht" hat – oder wie es hier in Mainz heißt: „als wär mer grad em Totegräber von de Schipp gehippt". Dann freut sich vor allem der Maskenbilder, denn dann braucht er einem nicht erst stundenlang zu Tode zu schminken. Mit mir sind eigentlich alle sehr zufrieden. Es heißt immer: zumindest rein äußerlich sei ich die geborene Leiche.

Wie erfahren Sie denn, wie Sie sich am Drehort genau zu verhalten haben?

Eingewiesen werde ich erst vor Ort vom Herrn Regisseur, denn als Leiche braucht man keine Drehbücher zu lesen. Meist sagt er nur: „Sie legen sich jetzt einfach da hin und sind tot!" Es kann aber auch mal vorkommen, dass er nicht zufrieden ist. Dann schimpft er: „Sie sind mir immer noch nicht tot genug!" Gegebenenfalls muss der Maskenbilder ran und etwas nachbessern. Bei äußerlichen Wunden genügt meist schon eine Extraportion Ketchup. Wenn man dagegen innerlich völlig ausgeblutet ist, wird man mit weißem Puder eingestäubt.

Welche Todesart ist Ihnen besonders unangenehm, und welche bevorzugen Sie?

Am unangenehmsten ist es, wenn man als Wasserleiche eingesetzt wird. Dann ist man nämlich total nass, von oben bis unten. Ganz schlimm ist das bei kühler Witterung, denn da kann man sich glatt den Tod holen. Deshalb werd ich auch viel lieber vergiftet oder erwürgt – ehrlich! Da muss man sich vorher auch nicht so sehr in der Maske versauen lassen. Einfach die Zunge rausstrecken, die Augen ein wenig verdrehen… und das war's schon.

Wie lange dauert es normalerweise, bis so eine Szene mit Ihnen abgedreht ist?

Das ist leider das Schlimme an dem Job als Leichensimulator: Diese ganzen Dreharbeiten, die dauern oft stundenlang. Als Leiche darf man sich natürlich auf keinen Fall bewegen. Vor allem bei Nahaufnahmen muss man aufpassen: ja nicht blinzeln oder zucken, sogar den Atem muss man anhalten. Manchmal so lange, bis man einen roten Kopf kriegt. Und dann muss die Aufnahme natürlich noch mal wiederholt werden. Ich kann Ihnen sagen: Da vergeht einem manchmal die ganze Lust am Sterben.

Was war denn Ihr schlimmstes Erlebnis?

Das war erst neulich bei einem Dreh, der besonders lange dauerte, weil eine längere Passage in einem Stück durchge-filmt werden musste: Ich lag dabei als erschlagene Leiche in einer Wäschetruhe. Der Kommissar führte ein ausführliches Verhör mit den trauernden Hinterbliebenen. Fast wäre ich eingeschlafen, da hörte ich wie der Kommissar sagte: „So, ich glaube, damit sind wir jetzt fertig!" Und da bin ich ganz erleichtert aus der Truhe gesprungen und habe gerufen: „Das wurde aber auch allerhöchste Zeit!" Da rief der Regisseur wut-entbrannt: „Das stimmt! Sie sind gefeuert!"

Wie sind Ihre Arbeitszeiten, eher gleichmäßig oder gibt es Stoßzeiten?

Manchmal ist es äußerst anstrengend. Vor kurzem erst bin ich an einem einzigen Wochenende sogar viermal gestorben. Am Samstagmorgen als erdolchter Gangster in Sachsenhausen. Mittags ereilte mich dann ein überdosierter Drogentod im Mainzer Hauptbahnhof. Am Sonntagmorgen haben sie mich aus dem Rhein gezogen, als ertrunkene Leiche, und abends endete ich als aufgehängter Selbstmörder im Wiesbadener Kurpark. Ich kann Ihnen sagen, danach war ich wie erschossen.

Welche Todesart ist Ihnen denn am liebsten?

Am liebsten nach einer Explosion. Da wird nämlich nachher nie mein ganzer Körper gebraucht… also am Stück, denn da ist ja meist nicht mehr allzu viel übrig davon. Dann brauch ich auch nicht stundenlang in der Gerichtsmedizin herumzuliegen, auch noch auf dem eiskalten Obduktionstisch. Als Leiche könnte man da glatt erfrieren. Bei einem explodierten Leichensimulator genügt oft eine Großaufnahme… nur vom Kopf, und so was kann man ganz bequem im Studio nachholen. Meine anderen Körperteile bestehen aus Plastik und kommen aus dem Fundus.

Und was macht Ihnen am wenigsten Freude?

Das Einzige, was mir absolut kein Spaß macht, als gestorbene Leiche, das ist die Aufbahrung in einem offenen Sarg. Da drin ist es so was von eng, kann ich Ihnen versichern, schmal und unbequem. Na ja, Sie werden's ja irgendwann mal selber erleben. Da ist mir eine sofortige Beisetzung mit einem geschlossenen Deckel viel lieber. Denn da brauche ich persönlich gar nicht mehr dabei zu sein. Dann habe ich sozusagen vor meiner eigenen Beerdigung schon Feierabend.

Haben Sie auch mal Urlaub?

Natürlich gibt's auch mal zwischendurch längere Pausen in dem Job, ein paar sterbefreie Tage oder auch Wochen. Und in den Ferien fahre ich am liebsten ans Tote Meer… schon aus rein beruflichem Interesse. Ich bin nur mal gespannt: Wenn ich wirklich mal selbst… – also privat dahinscheiden sollte, ob ich dann auch überzeugend genug wirke? Nicht dass dann als Nachruf in der Zeitung steht: „Er war immer ein überzeugender Leichensimulator gewesen. Nur bei seinem eigenen Ableben, da hat er leider etwas allzu sehr übertrieben." Das wäre mir dann doch ausgesprochen peinlich.

Vielen Dank für das Gespräch und weiterhin viel Erfolg als „simulierte Leiche".

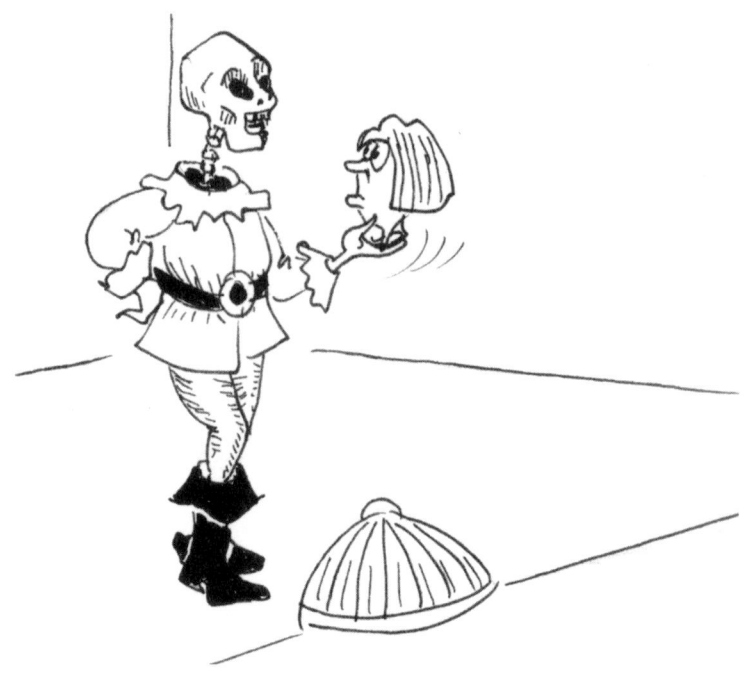

78

Unbefangener Umgang mit Behinderten

Im Kabarett gibt es Szenen, da bleibt manchem im Publikum das Lachen im Halse stecken. Zum Glück kommt es dann am Ende doch wieder raus. Aber das sollte ja eigentlich auch der Sinn von Kabarett sein. Auch in meinen Programmen gab es solche Themen – zum Beispiel über Probleme im Umgang mit Behinderten.

Die meisten Nichtbehinderten haben meist Schwierigkeiten damit, sich mit Behinderten möglichst unbefangen zu unterhalten. Obwohl die Betroffenen meist großen Wert darauf legen ganz „normal" behandelt zu werden, wie jeder andere auch. Sehr kontaktfreudige Mitmenschen haben damit gar kein Problem. Wie diese Szene während einer Fahrt im Zug beweist.

Gespräch im Zugabteil

Ach, entschuldige Se bitte: is hier noch frei? – Vielen Dank! – Wie bitte? – Was soll das sein? – Aha, ein Behinderten-Abteil. Na und? – Des stört mich nicht im geringste. Dademit hab ich überhaupt kei Probleme. Ich sag immer: Behinderte, das sind ja auch bloß nur Mensche.

Und die sage ja sogar von sich selbst: „Behindert ist man nicht, behindert wird man." Und von mir is noch kein Behinderte behindert worrn, also, nit mehr als wie nötig. Ich weiß, was sich gehört. Ich würde zum Beispiel nie zu eme Blinde sage: „Auf Wiedersehn!"

Außerdem hab ich jahrzehntelange Erfahrunge mit so Leut. In unsere Familie zum Beispiel, da habbe mer ja nit nur haufeweise Verwandtschaft, sondern auch einige Behinderte: Manche von dene, die sinn fast blind, ja, die sehe nix… also nix anneres, als wie immer nur sich selbst.

Einige sind nahezu taub, die hörn nix… als wie immer nur des, was se auch unbedingt hörn wolle. Und von unsere zahlreiche, na ja, sage mer emal: stellenweise „geistig" etwas arich Behinderte, da will ich erst garnit redde. Eigentlich gibt es nur eine Art von Behinderung, die wo's bei uns nicht gibt: kein Einzige von dene is stumm. – Leider.

Abber gege unser „familiäres Krüppel-Panoptikum", dagege wirke Sie – sozusage als professioneller Behinderter – geradezu unverschämt normal. Vielleicht emal abgesehe von Ihne Ihrm Bein. Des sieht werklich e bisje arich komisch aus, so steif. Is des aus Holz? – Wie? – Aus Plastik? Aha, sicher eine Prothese, oder? – Hab ich mir gedacht. Aber mer sieht's kaum… also wenn mer nit hinguckt.

Na ja, dademit könne Sie bestimmt auch keine große Sprüng mehr mache. Abber sinn Se froh. Es gibt Schlimmeres. Stelle Se sich nur mal vor: Sie hätte zwei abbene Beine. – Dann müsste Se jetz im Rollstuhl hocke, wahrscheinlich ganz hinne im Gepäckwage, womöglich anstatt mit ener Fahrkart in de Hand, mit em Gepäckschein um de Hals. Des wär doch sicher weitaus unangenehmer.

Ja, ja… ich hab mich schon immer sehr interessiert für die Probleme von Behinderten. Ein zeitweiliger Bekannter von mir, der is auch leicht behindert, der is nämlich politisch tätig. Der hat mir aus Berlin eine aktuelle Broschüre mitgebracht, mit dem Titel: „Die Bundesregierung informiert: Wir sind behindert – na und?" Da steht alles drin, was von offizieller Seite praktisch alles gemacht wird, um den Behinderten zu helfe – zumindest theoretisch.

Da gibt es zum Beispiel regelmäßig jedes Jahr, einen so genannten „Tag der Behinderten". Ja, so was gibt's. – Einen ganzen Tag lang wird da sehr viel getan. Tatsache… es wird viel gesprochen.

Über die Probleme von Behinderten: im Radio, im Fernsehe, in de Zeitung, damit die Behinderte auch endlich emal erfahrn, was sie eigentlich für Probleme haben.

Stelle Se sich emal vor: Des geht einen ganzen Tag lang. bis in die Nacht. Aber vom nächste Morche an, da sinn die Behinderte all widder unner sich… bis zum nächste Jahr… und bis dahin könne se dann sehe, wie se alleins mit sich fertig werrn.

Ich find des ja ganz richtig, dass mer sich so kümmert. Andererseits, da sollte mer des mit dene Behinderte auch nit so breittrete. Simmer doch emal ehrlich: Wer is denn heutzutag nicht behindert? Denke Se nur mal an die Autofahrer, was die behindert sind: im Verkehr, durch die viele Baustellel, Tempo-linit-se, Parkplatznot, und dann überall diese ständige Stau-se.

Oder mir Normalverdiener… mit unsere ganze finanzielle Behinderunge: die hohe Steuern, die viele Gebührn und Abgabe… schrecklich, wie mer da behindert wird… mehr zu verdiene, als wie die annere.

Oder denke Se nur mal an unser Spitzepolitiker, die sinn zum große Teil sogar schwer behindert: Die leiden nicht nur… an ständig gebrochenen Versprechen, sondern vor allem an chronischen Gedächtnisverlusten. Bei diesen vielen Spenden-affären, da sinn die immer mit Koffer durch die Gegend gerennt… unn hatte doch ganz vergesse, was da drin war.

Hörn Se uff! Gehn Se mer doch fort! – Ei, wo wolle Sie denn hie? – Wie bitte? Schnellstens raus hier? Ooch, wie schad… wo wir uns doch die ganz Zeit so gemütlich unterhalte habbe.

Alla dann: weiterhin alles Gute… immer schön und Obacht gebbe, dass nix passiert! – Immer schön langsam, gelle? – Eule mit Weule, hähähä! Und vor allem: Mach kää Zicke… mit de Kricke. – Ja, tschüss!

Ein netter Mensch… abber en arme Deibel. Ja, ja, was täte die all bloß mache, wenn mir nit so viel Verständnis hätte… für die Probleme von Behinderten… also mir, gelle… mir Normale.

Blick in die Zukunft

Es ist leider eine Tatsache, dass in unseren Kliniken immer mehr gespart werden muss – sowohl um die ständig steigenden Kosten aufzufangen, als auch um den stellenweise zu enormer Höhe angehäuften Schuldenberg abzubauen. Da habe ich mir mal überlegt, wohin das unter Umständen führen könnte, wenn das so weitergeht mit dem rigorosen Sparkurs.

Dann sitzt vielleicht in zehn Jahren in jeder Klinik ein vom Verwaltungsrat eingesetzter „Klinik-Sparexperte" in einem großen Kontroll-Center. Vor sich stehen mehrere Monitore, angeschlossen an einen Zentralcomputer, auf denen hat er sämtliche Stationen des Hauses jederzeit im Blick. Über Mikrofon kann er nicht nur mit dem Pflegepersonal kommunizieren, sondern auch mit den einzelnen Patienten in ihren Zimmern.

Der Klinik-Sparexperte

Hallo, Station fünf – Schwester Mai-jong! Schauen Sie doch bitte mal nach… im Zimmer 214, ob der Patient noch atmet. Ja, der mit dem achtfachen Bypass. Was is? – Alles in Ordnung? Nix is in Ordnung. Wir brauchen unbedingt das Bett, das ist schon seit drei Wochen vorbestellt. Na gut, dann muss ich halt schauen, ob wir woanders mehr Glück haben.

Station sieben – Zimmer 312! – Halli-hallo! Na, wie geht's uns denn so… Herr Silberhorn? – Wie? – Ach so… Frau Silberhorn… pardon! Sie sind doch das Magengeschwür, gell? – Nein, da müssen Sie keine Angst haben… ach woher… daran sind schon wesentlich Jüngere gestorben. Es sei denn, man kann sie wegoperieren… die Magengeschwüre.

Wie bitte? – Nein, leider steht im Moment kein OP für Sie zur Verfügung. Voraussichtlich in etwa zwei oder drei… wie? –

Nein… nicht Tage… Wochen. Bis dahin machen Sie sich am besten ein paar feuchtwarme Umschläge. Ein Handtuch haben Sie sich hoffentlich mitgebracht? – Sehr gut!

Wasser wird natürlich von uns gestellt. Allerdings: Warm machen müssen Sie's schon selber. Unten in unserem Klinik-Shop gibt's sehr preiswerte Tauchsieder zu kaufen. Und damit können Sie sich auch jeden Mittag ihr eigenes Süppchen kochen. Also… viel Erfolg! Wir sehen uns noch – hoffentlich.

Hallo, Sie da… auf Station vier! – Sie gehören doch eigentlich ins Zimmer 13. Sind Sie vielleicht abergläubisch? Weil Sie sich hier im Gang herumtreiben, anstatt in Ihrem Bett zu warten, bis Sie dort fertig gemacht werden.

Sie sind doch der Herr Schüttelmann… der mehrfache Beinbruch… ja? Erstaunlich ist das schon, dass es trotzdem schon so gut klappt… mit diesem Besenstiel als Krücke. Am besten holen Sie sich noch einen… im Geräteraum, weil: mit zwei ist es sicherer.

An Ihrer Stelle würde ich mir aber endlich mal einen Gipsverband machen um Ihr kaputtes Bein. Verbandsmaterial haben wir genug… dort hinten in der Abstellkammer. Wie? – Natürlich „gebrauchtes“. Wir sind doch hier kein Hotel. Einmal kurz durchwaschen genügt.

Was fehlt noch? – Gips? Das gib's doch nit. Unten im Keller liegt noch ein großer Sack voll damit… von der letzten Renovierung her… vor fünf Jahren. Nur: Sie sollten sich ein bisjen beeilen, sonst wachsen Ihre Knochen noch verkehrt herum zusammen und dann müssen wir sie noch mal brechen. Also, frisch ans Werk!

Hallo, Sie da… auf Station zwölf! – Warum fahren Sie denn mit Ihrem Bett ständig den Gang rauf und runter? – Wie? – Sie suchen einen Arzt? Warum? Aha! Sie haben schon seit drei Tagen keinen mehr gesehen. Also, hören Sie mal, liebe Frau. Sie sind aber ganz schön ungeduldig.

Und wozu brauchen Sie diesen Schrubber da? – Ah ja! Damit stoßen Sie sich jedes Mal ab. Ist ja logisch… sonst kämen Sie ja nicht vorwärts.

Sie sind doch die entzündete Gallenblase? – Da habe ich eine frohe Botschaft für Sie: Sie können noch nicht operiert werden… weil: Sie sind immer noch viel zu dick. Ja, natürlich! Bei Ihrer Fettschicht… da bräuchten wir sooo lange Skalpelle, aber die können wir uns nicht leisten.

Erst müssen Sie mal eine strenge Diät machen. Aber bei uns ist das ja kein Problem! Hier kriegen Sie sowieso kaum genug zu essen.

Vor was haben Sie Angst? – Dass Ihre OP zu teuer wird? Da machen Sie sich mal keine Gedanken… nur keine Panik! Diese Sorge können Sie getrost Ihren Erben überlassen. Bis dahin… Galle hoch! – Pardon… Kopf hoch! Und weiterhin: gute Fahrt! – Vorsicht… da hinten kommt eine Kurve!

Hallo… Station 33… Schwester Sushi! – Wie bitte? – Susi? – Auch gut. Machen Sie bitte das Einzelzimmer 115 bezugsfertig. Das ist umfunktioniert worden… zu einem Zweier-Zimmer. Wie? – Nein, nicht mit zwei Betten drin… für zwei Mann in einem Bett.

Wie spät ist es denn? – Oh je… höchste Zeit! In fünf Minuten habe ich einen Termin drüben im OP… als Assistent für eine dringende Blinddarm-Operation. Weil wir auch an Ärzten sparen müssen, ist es unbedingt nötig, dass jeder hier im Notfall auch mal einspringen muss.

Wo habe ich denn nur die Gebrauchsanweisung? – Ah… hier! – Die ist ganz wichtig… weil: als Laie kennt man sich ja nicht so genau aus… mit diesen ganzen medizinischen Innereien.

Da kann man nur hoffen, dass man sich eines Tages nicht auch noch mal den eigenen Blinddarm selbst herausnehmen muss. In diesem Sinne: toi-toi-toi!

Ein realsatirisches Erlebnis

Es soll Menschen geben, denen macht es überhaupt nichts aus, ins Krankenhaus zu gehen. Tatsache, so was gibt's. Natürlich nicht als Patient, sondern als Besucher. Da hat man nämlich weitaus größere Chancen, auch wieder lebendig dort rauszukommen.

Ganz im Gegensatz zu den bedauernswerten Patienten. Die können sich da nicht so sicher sein. Die sind dort meist total hilflos allem ausgeliefert: dem Ärzte-Team, dem Pflegepersonal, aber vor allem auch den jeweiligen Besuchern. Ich spreche da aus Erfahrung. Bei einem meiner verschiedenen Klinikaufenthalte habe ich das hautnah miterleben müssen. Mein Bettnachbar war am Vortag operiert worden, und ich sollte am nächsten Tag dran kommen.

Da bekam mein Zimmergenosse Besuch von seinem Freund. Das war so ein waschechter uriger alter Määnzer, und die haben bekanntlich keine Hemmungen vor nix. Und der hat es wirklich glänzend verstanden, den bedauernswerten Frischoperierten so richtig schön aufzumuntern.

Der Krankenbesuch

Ei, Guude... Kall! – Ei... wie geht's uns denn? Was machste denn für Dinger? Wärst uns ja beinah abgeknippelt.

Sag emal: Lebste denn überhaupt noch? – Na ja... einigermaßen... gelle? Aber gut siehste aus... ja... wie frisch operiert.

Darf ich mich e Momentche setze? Kei Angst... ich bleib nit lang. Ich hab noch en Termin. Ja, ich muss noch auf eine Beerdigung.

Stell der vor: de alt Ferdinand is gestorbe... ja... ganz plötzlich... das muss selbst für ihn überraschend gewese soi.

Der war übrigens in deim Alter... hat bloß e bisje besser ausgesehe... als er noch gelebt hat... natürlich.

Aber was willste denn? Du siehst doch gut aus. Die Siebzig sieht mer dir nit an... ehrlich... siehst glatt aus... wie sechsundsiebzig. Unn schee abgenomme hoste... Respek! E Skelett is en Fettsack gege dich.

Na ja... wie's dir geht... des sieht mer ja. Aber frag mich emal... wie's mir geht. Wie? – Wie's mir geht? Och, frag mich nit!

Die Bandscheib... de Kopp... de Bauch... jedes Mal, wenn ich zuviel gesse oder getrunke hab... da drückt's. Schmerze sinn des... ich kann dir sage: Schmerze. Wie? – Was heißt: Ich tät doch gut aussehe? Logisch seh ich gut aus. Im Gesicht fehlt mir ja auch nix.

Ich hab mir lang überlegt, was ich dir mitbringe soll: Obst oder Blumme?

Naja, ich hab mir gedacht, für Obst isses vielleicht schon e bisje zu spät... und für Blumme noch e bisje zu früh. Da hab ich dir e Fläschje Woi kauft. Ja, ich weiß... du derfst noch kein Alkohol trinke. Na gut, dann werd ich die halt heut abend auf dein Wohl leeren.

Ja, ja... mein Schwage, de Schorch-Kall, der hat auch lang gelege. Der hatt Wasser gehabt... in de Bää. Kään Deibel hat gewisst... wie des ausgerechent do enoi komme konnt. Der hat's ganz Jahr nur Woi gesoffe. Na ja... vielleicht iss ihm beim Zähneputze e bisje was durchgesickert.

Dem sein Vadder... den kennste ja aach... der hatt genau das gleiche Malhör gehabt wie du. Nur... den habbe se sogar dreimal operiern müsse. Dreimal! Da host du noch zwäämol gut.

Bei dem hätt sich fast schon en Reißverschluss rentiert. Aber des hätt ja aach nix mehr genützt... weil: kurz druff isser gestorbe. Aber an was ganz annerm... als wie du... ja... an Altersschwäche. Was habbe mir gelacht. Ei, die habb den falsch behandelt. Da sieht mer's widder mal: Erst wenn mer tot is, weiß mer, ob mer aach die richtich Krankheit gehabt hat.

Da is dem soin Bruder ja en ganz annern Kerl… es Schneiders Vinzenz. Der is ja schon zweimal em Totegräber von de Schipp gehippt. Zweimal! Aber offenbar nit weit genug. Vorig Woch hat der aach die Flatter gemacht.

En Gehirnschlag… soll's gewese soi… munkelt mer. Abber ich kammer des garnit vorstelle, dass bei dem da so en Schlag dort überhaupt was treffe könnt.

Übrigens: dem soi Tante… em Scheppe-Anton soi Fraa… die liegt ja schon wochelang in de Uni-Klinik. Ganz krumbelich is die worrn… ja… vor allem im Gesicht. Guck emal her! Sooo sieht die aus… sooo… furchtbar! Wie em Tod soin Derrfleischreisende. Die macht aach nit mehr lang.

Genau wie der ihrn Bruder… es Müllers-Konrädche… den siehste kaum noch… so hat der abgenomme. Der könnt glatt en Gaasbock zwische die Hörner küsse. Der is so derr worrn… wenn der am Rhoiufer sitzt… dann komme die Ente unn müsse ihn füttern. Unn's ganze Gesicht voller Falte… vor allem uff de Stirn. Der könnt sein Hut jetzt ohne weiteres aufschraube.

Sag emal: Wie geht's dir denn eigentlich? – Du hast's doch gut hier: de ganze Tag faul im Bett erumlungern. Nur e bisje blass biste worrn… seit ich da bin.

Haste Kummer? – Aber mach dir kei Gedanke… ich mach mer aach kää. Vielleicht kimmste ja hier noch emal eraus? Egal wie!

Reg dich nit uff! De Deibel macht soi Spiel… und die Dolle habbe ja immer Glück.

Brauchste noch irgend was? – Soll ich dir was besorge? – Hä? Ich versteh dich so schlecht. – Stöhnst da rum… kannste nix redde? Ei, dann schreib's doch da uff den Zettel. Da, nemm en! So isses recht.

Geb emal her! – Was hasten da geschriebe? – „Du stehst auf meinem Sauerstoffschlauch."

Oh jee! – Des tut mer abber leid. Ich glaub, ich geh jetzt lieber widder hääm… sonst mach ich hier noch was kaputt.

Alla dann: mach's gut! – Oh... Entschuldigung! Habb ich zu fest uff doi Bettdeck gekloppt? Hat's weh getan? – Macht nix. Dann merkste wenigstens, dass de noch lebst.

Vielleicht besuch ich dich ja noch emal... falls du überhaupt noch so lang… hier... äh... uff jeden Fall: Gute Besserung! Und wenn nit... denk immer dran: bei uns dehääm... in Gunsenum... da habbe mer de gesündeste Friedhof von ganz Määnz. – Alla... Guude, Kall!

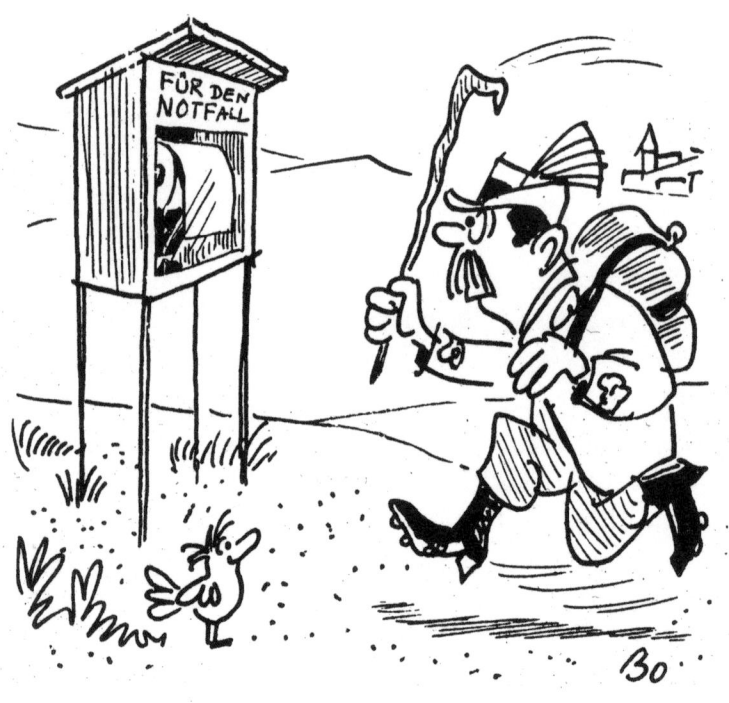

Von Fettnäpfchen zu Fettnäpfchen

Besonders was zu lachen gibt es meist, wenn ein Redner bei „offiziellen" Anlässen kein Fettnäpfchen auslässt – vor allem, wenn es sich um ein ernstes Thema handelt. Stellen Sie sich vor, Sie seien Mitglied eines Karnevalvereins und nehmen an der obligatorischen Jahreshauptversammlung teil. Es könnte natürlich auch ein Turnverein sein oder ein Gesangsverein, denn die Rituale und Standardfloskeln sind überall gleich. Aber da ich früher selbst mal aktives Mitglied in einem Karnevalverein gewesen bin, habe ich ihn als Beispiel gewählt. Dort sah sich der Präsident plötzlich konfrontiert mit einem unvorhergesehenen Problem. Hier das wörtliche Protokoll seiner Rede.

Die improvisierte Trauerrede

Liebe Vereinsmitglieder… *(Rufe aus dem Saal)* – wie bitte? Und mit was? – Ach so… und mit Gliederinnen!
Hiermit eröffne ich die diesjährige Jahreshauptversammlung von unserem Karnevalsverein: „Die Spaßvögel"… von anno achtzehnhundert-elf-und-neunzig.

Zunächst einmal möchte ich mich bei Euch allen sehr herzlich… willkommen heißen. Auch im Namen des Präsidiums begrüße ich vor allem… äh… die Anwesenden… und freue mich… dass jeder Einzelne von Euch… so zahlreich hier erschienen ist.

Auch im abgelaufenen Geschäftsjahr hat unser Verein wieder mal zahlreiche Aktivitäten… äh… verübt… zur Pflege des karnevalistischen Brauchtums und zur Verbreiterung des organisierten Humors. Denn da kennen wir kein Erbarmen: Wo wir mal hinlachen, da wächst garantiert kein Spaß mehr. Getreu unserer Devise: „Überall und jederzeit, nur Jubel… Trubel… äh…" *(Zurufe aus dem Saal „Heiterkeit")* – Vielen Dank!

Liebe Vereinsfreunde! Da keine wichtigen Anträge zur Tagesordnung vorliegen, komme ich jetzt gleich zum Punkt „Verschiedenes", und das heißt: zur Ehrung unserer verschiedenen Mitglieder... also, der für immer verschiedenen.

Diesjahr sind wir zum Glück verschont geblieben... denn Ihr seid ja noch all am Lebe... gell? *(Zuruf vom Vorstandstisch)* – Was is? – Es war doch einer... verschiede? – Mist! Warum hat mir denn des keiner vorher gesagt? Jetzt weiß ich garnit, was ich... also... leider... also leider für ihn... handelt es sich dabei um unseren allseits beleibten... beliebten Vereinskamerad... wie... wie... *(wendet sich zum Vorstandstisch)* Wie heißt der noch schnell? – Na ja, ich komm jetzt nit auf sein Name... aber egal... er wird schon wissen, wer gemeint is.

Auf jeden Fall war unser langjähriger... äh... Verstorbener... in unserem Verein aktiv tätig gewesen... seit... seit über... ach-was-weiß-ich wieviel Jahren. Er war immer da, wo man ihn grad nicht suchte... so abwesend wie heute... haben wir ihn eigentlich sehr selten erlebt.

Aber der von uns für immer... abgetretene Vereinsfreund... er ist nicht umsonst von uns gegangen... ganz im Gegenteil: Wie ich hier in meinen Unterlagen sehe, hat uns die Beerdigung ganz schön Geld gekost. Das hier is die Rechnung: 48 Euro und fuffzich Cents... für einen einzigen Kranz.

(wendet sich zum Vorstandstisch) – Gell... da is unsern Herr Schatzmeister widder mal äußerst spendabel gewese... auf Kosten des Vereins. Da hätt's ja schließlich auch en gebrauchte Kranz getan. Ja... macht nur so weiter... dann könne mer uns in Zukunft bald nur noch Papierblumme leiste.

Also, des war es allerletzte Mal! *(spricht feierlich weiter)* Zum allerletzten Mal möchte ich mich nun an dich wenden, lieber Dahingeschiedener. Im Geiste rufe ich dir zu: Du warst einer unserer Besten und nun dahingemäht... von des Sitters Schnichel... von des Schitters Schnitzel... also... von de Sens.

In der Blüte deiner Jahre bist du nun zum letzten Mal ausgetreten... aus den Diensten von Prinz Karneval und seiner getreuen Mitstreiter in Gott ‚Lokus'... Jokus!

Still und bescheiden hast du dich davongemacht. – Da könnt sich manch einer hier im Vorstand mal ein Beispiel dran nehmen.

Eigentlich hättest auch du genau so uralt werden können... aber, so fragen wir uns... wozu? – Wozu jammern? Jetzt heißt es für uns... im Geiste Zurückgebliebenen... doppelt so laut lachen. Ja, denn du hast ja jetzt ausgelacht. Aber... wie heißt es so schön? Wer zuletzt lacht... hahaha... Pardong! Nix für ungut!

Du bist immer auf alle unsere Wünsche und Vorschläge eingegangen... inzwischen aber bist du selber ein... ein... ei... ei... eigentlich hättest du ja noch viel vorgehabt, nun aber... nun hast du's hinter dir und dazu... äh... herzlichen Glückwunsch!

Lieber Entwichener... Verblichener! – Zu deinem Ab... tritt... ondulieren wir dir sehr herzlich und rufen dir zu: Schlammere sunft... summere schlanft... schlaf gut!

Und vor allem: Ha... ha... halt die Ohrn steif! – In diesem Sinne: Lebe wohl... und... und... mmmmmach weiter so! – Wir alle hoffen und wünschen Dir... für Deine Zukunft... alles Gute!

So, das war's! – *(ruft zornig zum Vorstandstisch)* – Jetzt aber mal ganz im Ernst: In so eine peinliche Situation wie heut möchte ich nicht mehr gerate... gell? Deshalb bitte ich dringend darum: *(wendet sich ans Publikum)* – Sollte in Zukunft einer von Euch eines Tages mal aus dem Leben ab... äh... sich... aus-scheiden: dann soll er mir wenigstens rechtzeitig vorher Bescheid geben.

Damit erkläre ich die heutige Jahreshauptversammlung für beendet. – Moment... hier steht noch was: „Klammer auf – stürmischer Applaus – Klammer zu". Na? – Na? – Na also! – Vielen Dank!

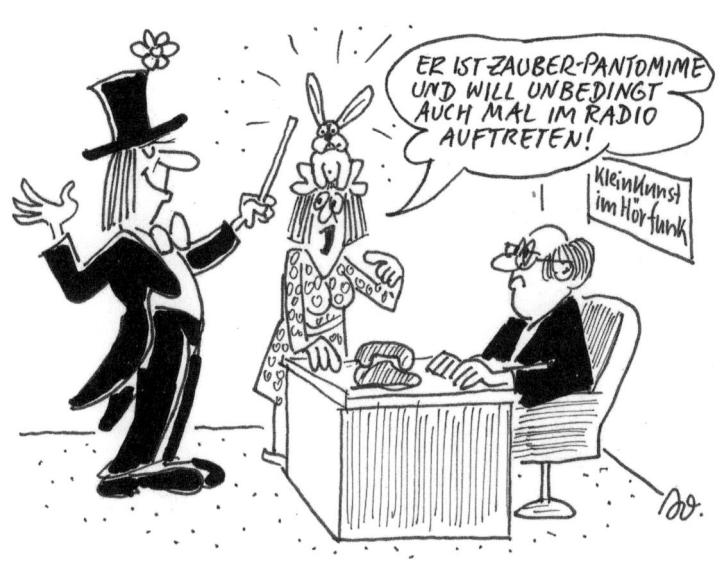

Fünftes Gefach
Kuriose Alltäglichkeiten

*Empfohlen wird hier die regelmäßige Anwendung
dieser köstlich schmeckenden Lebensweisheits-Tropfen
von Wilhelm Busch (1832 – 1908)*

Oh, hüte Dich vor allem Bösen!
Es macht Pläsier, wenn man es ist.
Es macht Verdruss, wenn man's gewesen.

Enthaltsamkeit ist das Vergnügen,
an Dingen, welche wir nicht kriegen.

Tugend will ermuntert sein,
Bosheit kann man schon allein.

Nörgeln ist das Allerschlimmste.
Keiner ist davon erbaut.
Keiner fährt, und wär's der Dümmste,
gern aus seiner werten Haut.

Dummheit, die man bei andern sieht,
wirkt meist erhebend auf's Gemüt.

Sage nie: „Dann soll's geschehen!"
Öffne Dir ein Hinterpförtchen
durch „Vielleicht", das nette Wörtchen,
oder sag: „Ich will mal sehen!"

Interaktive TV-Unterhaltungen

Wer regelmäßig Krimis im Fernsehen guckt (und das tun meine Frau Bärbel und ich so oft wie möglich), der hört dabei immer wieder die standardmäßigen Fragen – zum Beispiel: „Wo waren Sie am Samstag... vor acht Wochen... zwischen 24 Uhr... und Mitternacht?"

Symptomatisch für das ganze Genre ist dann die abwiegelnde Antwort der Kriminalisten auf die Proteste von Verdächtigen: „Alles nur reine Routine!" Und so wurden wir im Laufe der Zeit so richtige Profis beim TV-Krimi-Konsum. Kein Wunder, dass es so zwischen uns und den Akteuren auf dem Bildschirm zu ständigen interaktiven Unterhaltungen kam.

Die Fernsehkrimi-Profis

Als ich mir kurz vor dem abendlichen Krimi aus dem Kühlschrank noch einen Becher Joghurt holte, ertönte plötzlich ein gellender Schrei... nicht aus dem Kühlschrank... nein, aus dem Wohnzimmer.

„Um Himmelswille", rief ich erschrocken, „ist was passiert?"

„Vermutlich!", antwortete die Bärbel. „Da liegt eine Leiche!"

„Wo?", fragte ich leicht verstört. „Im Wohnzimmer?"

„Nein... im Fernseher!"

„Ach so! – Und was ist mit dieser Leiche?"

„Wahrscheinlich ist sie tot!"

„Sag bloß!" Ich setzte mich in meinen Sessel und löffelte meinen Joghurt.

„Und wer hat da vorhin so entsetzlich laut geschrieen?"

„Das war die Putzfrau!", sagte sie.

„Unsere Frau Walter?", rief ich erstaunt. „Ist die denn um die Zeit noch da?"

„Aber nein!", sagte die Bärbel unwirsch. „Natürlich im Fernsehen!"

„Die Frau Walter ist im Fernsehe?" Ich blickte neugierig auf den Bildschirm.

„Quatsch! Die Putzfrau von dem Opfer! – Offenbar männlichen Geschlechts!"

„Die Putzfrau?", fragte ich etwas verwirrt.

„Nein, die tote Leiche!", antwortet die Bärbel leicht gereizt. „Ich möcht jetzt nur mal wissen, wie die umgebracht worden ist?"

„Offensichtlich erschossen!", sagte der Kommissar im Fernsehen. Sein Assistent protokollierte die Aussagen der Putzfrau, die blass und zitternd neben ihm stand. Der Kommissar drehte sich zu ihm um und sagte: „Das hat noch Zeit bis später. Sie wissen doch, was jetzt viel wichtiger is…"

„Die Spurensicherung verständigen!", rief die Bärbel.

„Sehr richtig!", sagte der Kommissar und holte ein Päckchen mit weißem Pulver aus der Tasche des gewaltsam Verblichenen. „Nanu? Was haben wir denn da?"

„Heroin!", riefen Bärbel und ich gleichzeitig.

„So ist es!", sagte der Kommissar und wandte sich an den inzwischen eingetroffenen Gerichtsmediziner: „Können Sie mir die genaue Tatzeit nennen?"

„Nein! Erst nach der Obduktion!", sagte die Bärbel entschieden.

„Natürlich, wie immer!" Der Kommissar winkte die wartenden Erdmöbelträger herbei. „Die Leiche kann jetzt abtransportiert werden!" – Die Szene wechselte. Zwei fast unbekleidete Leiber, offensichtlich verschiedenen Geschlechts, wälzten sich keuchend in einem Bett herum – zu Heavy-Metal-Klängen.

„Auch das noch!", stöhnte die Bärbel. „Die obligatorische Bettszene, mit der altbekannten Fortpflanzungsgymnastik! – Und dazu auch noch dieser grauenhafte Spektakel, den die Musik nennen!"

Sie schnappte sich die Fernbedienung und suchte den Lautstärkeregler. Allerdings erwischte sie dabei die Programmwähltaste. Durch hektisches Drücken versuchte sie den Krimi wieder zu finden. Daraufhin sah man kurz hintereinander Bilder vorbeihuschen: Florian Silbereisen jodelnd – ein Känguru herumhopsend – Johann Lafer kochend… außerdem noch zwei finstere Gestalten flüsternd.

„Aha! Da is ja unsern Krimi wieder!", stellte die Bärbel erleichtert fest.

Die beiden Fieslinge stritten sich heftig an einer belebten Straßenkreuzung zur Hauptverkehrszeit. Entsprechend laut waren sämtliche Nebengeräusche, sodass von ihrem Gespräch absolut nichts zu verstehen war. Ich musste dabei eingeschlafen sein, denn plötzlich weckte mich ein Schrei.

„Nein!", rief die Bärbel, „ja nicht allein da reingehen. Rufen Sie das SEK!"

„Sie sind wohl übergeschnappt?", schimpfte der Kommissar… und packte einen bezopften, teilweise tätowierten Dreitagebart, der offenbar flüchten wollte.

„Wir werden Ihre Wohnung auf den Kopf stellen!" – „Oho!" höhnte der Finsterling. „Haben Sie überhaupt einen Durchsuchungsbefehl?".

„Nicht nötig! – Gefahr im Verzug!", riefen Bärbel und ich gleichzeitig.

Und siehe da: Wir hatten völlig recht. Plötzlich stand drohend ein korpulenter Glatzkopf mit einem Knüppel in der Hand hinter dem Kommissar.

„Vorsicht!", schrie die Bärbel. Aber der Kommissar hörte leider nicht auf sie… und schon lag er bewusstlos am Boden.

„Lässt dieser Trottel sich aber auch so dilettantisch überrumpeln!", schimpfte die Bärbel und schlug erbost mit der flachen Hand auf den Tisch. Dabei traf sie die Fernbedienung… und das Bild war erneut weg. Sofort versuchte sie durch wildes

Drücken den Kanal wieder zu finden. Kurz hintereinander sah man erneut schemenhafte Bilder vorbeihuschen: Florian Silbereisen herumhopsend – das Känguru kochend – Johann Lafer jodelnd… und den Kommissar aufspringend.

„Aus dem Weg!", brüllte er. Eine sehr üppige Blondine, die erfreulicherweise äußerst spärlich bekleidet war, schrie: „Nur über meine Leiche!" Plötzlich knallte ein Schuss… und sie war auch eine solche. Entseelt, aber überaus dekorativ entschwand sie aus dem Bild – was ich mit Bedauern registrierte.

Inzwischen hatte der Assistent den Wüstling rasch überwältigt und gefesselt. Der Kommissar bückte sich, um den Knüppel vom Boden aufzuheben.

„Nein!" rief die Bärbel. „Erst die Fingerabdrücke sichern!"

„Jetzt halten Sie doch endlich mal den Mund!", brüllte der Kommissar sichtlich genervt… denn die Putzfrau fragte ständig, ob sie nun endlich gehen könne.

Erschrocken zuckte die Bärbel zusammen und war mucksmäuschenstill. Schmollend zog sie sich in ihre Sofakissen-Ecke zurück. Danach muss sie eingenickt sein. Als aber der Kommissar den unrasierten Rüpel anschrie: „Hände hoch!" fuhr sie blitzartig hoch und rief: „Keine Bewegung!" – Vor Schreck wagte ich nicht mich zu rühren.

Auch der Kommissar erstarrte… als der Verdächtige plötzlich die Flucht ergriff. Aber nicht, wie bei normalen Menschen üblich, zur Haustür hinaus auf die Straße, sondern, wie in Krimis üblich, die Treppen hinauf… und zehn Stockwerke hoch hinaus aufs Dach. Die wilde Verfolgungsjagd jedoch spielte sich danach in fast völliger Dunkelheit ab.

„Da sieht man ja gar nicht, wer der Mörder is!", protestierte die Bärbel und wollte mit der Fernbedienung die Helligkeit erhöhen. Aber sie traf wie gewohnt die falschen Knöpfe. Und so huschten wieder kurz hintereinander auf dem Bildschirm vorbei: Florian Silbereisen kochend – das Känguru jodelnd –

Johann Lafer herum hopsend… und der Abspann des Krimis laufend.

„Was ist denn jetzt los? – Ist es schon rum?", fragte die Bärbel verwirrt. „Jetzt werden wir nie erfahren, wer der Mörder war!", schimpfte ich.

Empört drehte sie sich zu mir um und rief: „Und wer is schuld daran? Nur du! Dass ich mit dieser blöden Fernbedienung noch nie zu recht gekommen bin, das weißt du doch ganz genau, und trotzdem lässt du mich die ganze Zeit mit dem blöden Ding da herumhantieren!"

Erbost sprang sie auf und drohte mir mit dem Zeigefinger. „Eins sag ich dir gleich: Wenn das beim nächsten Mal wieder passiert, dann weiß ich wenigstens schon jetzt, wer hier wen, wann und warum umgebracht hat! – Gute Nacht!"

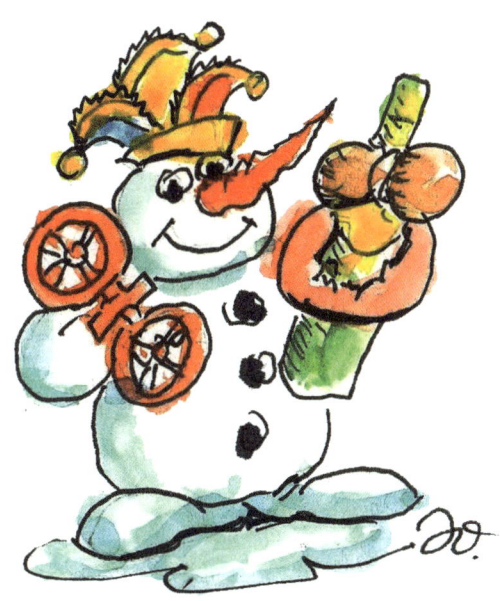

Ein Projekt zum Schuldenabbau

Haben Sie gewusst, dass Sie 12.000 Euro hätten, wenn Sie in Mainz wohnten? Nein, nicht auf Ihrem Konto, sondern Schulden. Tatsache! Zwar hätten Sie die nicht persönlich, aber die Stadt Mainz hatte die im Lauf der Jahre auf Ihrem Kopf angehäuft. Wie auch jeweils auf den anderen 209.499 Mainzer Köpfen. Insgesamt sind das rund 2,5 Milliarden Euro. (Ujuijui und Auwauwau!)

Damit steht Mainz an vierter Stelle der am höchsten verschuldeten Städte Deutschlands. Dagegen müsste man unbedingt was tun. Nach reiflichen Überlegungen und dem Studium entsprechender Fachliteratur habe ich ein Projekt entwickelt, wie die Stadt diese Schulden am effektivsten abbauen könnte: durch die Ausrichtung der nächsten olympischen Winterspiele.

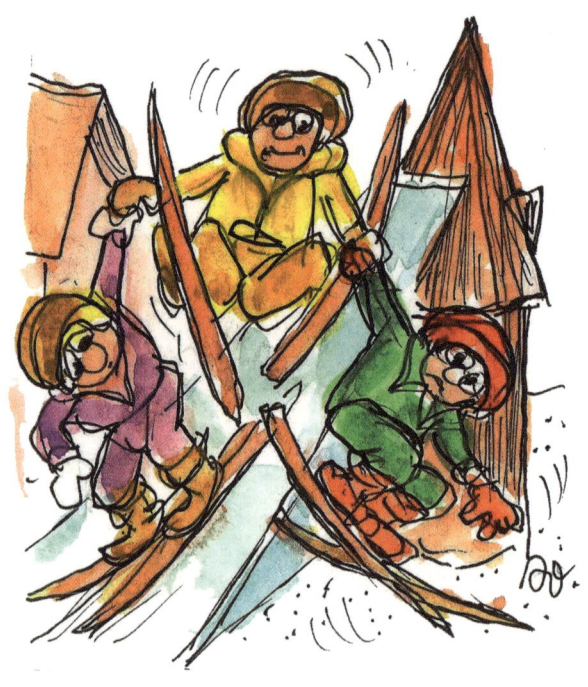

Winterolympiade in Mainz?

Die Investitionen für eine Winterolympiade sind vergleichsweise gering, wenn man dagegen die Gelder berücksichtigt, die in die Stadtkasse fließen werden: Subventionen von Bund und Land, Zuschüsse vom Internationalen Olympischen Komitee (nach Abzug der Bestechungsgelder), von Sponsoren und von Fernsehstationen, sowie die höheren Gewerbesteuern sämtlicher Betriebe, Hotels und Gaststätten, die von den Millionen Besuchern dieser Winterolympiade profitieren werden. Ich bin ja kein Finanzexperte, aber unser Bürgermeister Günter Beck als zuständiger Dezernent findet bestimmt noch zahlreiche andere lukrative Einnahmequellen.

Wie aber sieht es mit den sportlichen Voraussetzungen aus für olympische Winterspiele in Mainz und Umgebung? Kurz gesagt: einfach ideal. Allein schon was das umfangreiche bergige Gelände betrifft. Mainz ist in aller Welt bekannt als die „Stadt der vielen Berge". Am bekanntesten durch das Fernsehen ist der Lerchenberg (ZDF), gefolgt vom etwas kleineren Hartenberg (SWR). Am berühmtesten ist natürlich der Gutenberg, und am exklusivsten dürfte der Kupferberg sein. Am aussichtsreichsten ist der Lenneberg und am höchsten – wie bereits festgestellt – ist zweifellos der Schuldenberg.

Instant-Schnee und Spray-Eis

Natürlich werden die obligatorischen Bedenkenträger jetzt einwenden: „Ja, aber hier in unserer gemäßigten Klimazone können wir doch weder Eis noch Schnee garantieren?" Da darf ich nur mal an die Winterolympiade 2014 erinnern. Die fand in Sotschi statt, und das liegt an der russischen „Riviera" und ist bekannt als Sommerkurort. Dort waren weder fehlendes Eis noch mangelnder Schnee ein Problem. Das lässt sich heutzutage alles organisieren.

Auch hier in Mainz könnte man für künstlichen Schnee sorgen und für geeignete Vereisungsmittel: Instant-Schnee-Pulver in großen Mengen, das mit Schneekanonen im Gelände verteilt wird und Vereisungsspray aus Super-Maxi-Dosen, mit denen man jeden Boden spiegelglatt machen kann.

Für die Ski-Disziplinen bestens geeignet ist der Gonsenheimer Wald. Eine ideale Slalom-Strecke wäre vom Lenneberg ausgehend in Serpentinen hinunter bis zur Wendelinus-Kapelle. Für die umgehende Behandlung unvermeidlicher Sturzfolgen steht ganz in der Nähe eine Kapelle mit 14 Nothelfern bereit.

Der Riesen-Slalom (was keine Spezialdisziplin ist nur für großgewachsene Sportler) könnte auf den Spuren der Mainzelbahn erfolgen: mit 7,5% Gefälle vom Lerchenberg über Marienborn, Bretzenheim, die Saarstraße hinunter über die Alicebrücke abwärts bis zum Münsterplatz. Spezielle Torstangen brauchen dort nicht aufgestellt zu werden. Als Hindernisse, die es geschickt zu umfahren gilt, könnten ohne weiteres die zahlreichen Baustellen verwendet werden, die in Mainz langfristig obligatorisch sind.

Mainz – ideal für große Sprünge

Auch für die Kombination von Ski-Langlauf und Ski-Weitsprung haben wir eine ideale Strecke: Starten könnte man am besten in dem etwas abseits gelegenen idyllischen Bergdorf Finthen. Dann über den Mainzer Ring auf der mit Schnee bestreuten Standspur bis zur Ausfahrt Hechtsheim. Danach über die Pariser Straße bis zum Absprung an der Philippsschanze. Höchste Weiten sind bei so einem langen Anlauf garantiert. Eventuelle Sturzopfer können umgehend in das nahe liegende Vinzenz-Krankenhaus oder in die Uniklinik eingeliefert werden.

Für die Sprungspezialisten, die einen langen Anlauf scheuen, bietet sich eine Chance für eine kleinere Schanze an: Oben vom Ostflügel des Mainzer Doms aus über den Liebfrauenplatz hinweg bis hin zum Auslauf am Fischtorplatz. Dabei können neben den klassischen Sprüngen auch modernere Formen zum Zuge kommen: Freestyle-Hipping, mit ungewöhnlicher Akrobatik oder auch Team-Jumping, wobei mehrere Springer Hand in Hand über die Strecke segeln können.

OB Ebling führt aufs Glatteis

Für Wintersportarten, die überdachte Räume beanspruchen, gibt es in Mainz hervorragend geeignete Gebäude. Eishockey kann in der bereits bestehenden Eishalle am Bruchweg gespielt werden. Eiskunstlaufen findet am besten in der Rheingoldhalle statt und Eistanzen standesgemäß im großen Saal vom Kurfürstlichen Schloss.

Bei gemäßigtem Winterwetter könnten die Böden mit den bereits erwähnten Vereisungsmitteln besprüht werden. Bei strenger Winterkälte genügt es über Nacht die Heizungen abzustellen und einfach die Fenster zu öffnen. Bestens geeignet für die reibungslose Durchführung dieser Veranstaltungen wäre unser OB Michael Ebling, denn er ist es als Politiker gewöhnt, sich ständig auf Glatteis zu bewegen.

Viel versprechend wäre auch eine spektakuläre wintersportgemäße Veranstaltung durch den FSV Mainz 05. Mit einem Schneeballmatch in der Opel-Arena zwischen den „Nullfünfern" und dem SV (=Schneeball-Verein) Wiesbaden. Die fachmännische Leitung dieses Jahrhundertereignisses hätte selbstverständlich 05-Präsident Harald Strutz als „oberster Schneemann".

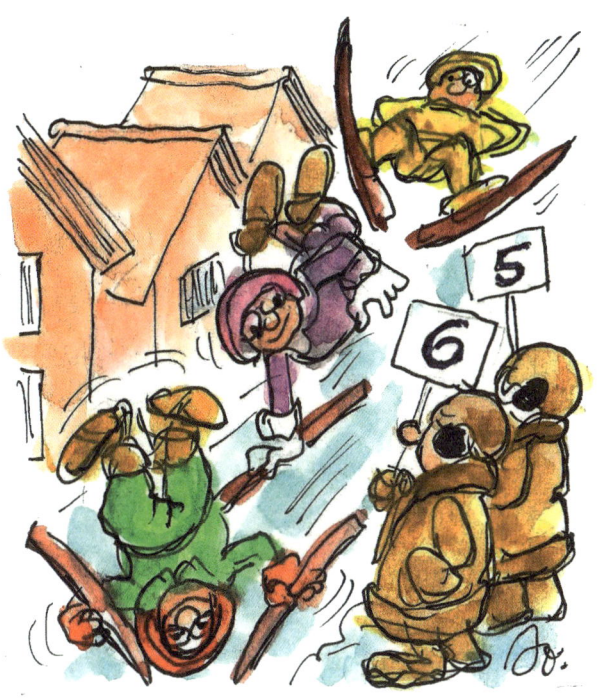

Mit eiskaltem Bobbes

Für die Rennrodler könnte man eine überaus geeignete Strecke wählen: vom Gautor aus die Gaugasse hinunter und dann am Fastnachtbrunnen vorbei auf den Schillerplatz und dort im Gemüsebeet landen – im „Urban Gardening-Sektor". Das wäre auch eine ideale Route für die Trickski-Spezialisten und für die Snowboader, die dann im Kopfstand oder im Handstand fahrend ihre Kunststücke zeigen könnten.

Außerdem gibt es für die Bob-Fahrer eine hervorragende Möglichkeit: Oben vom Rosengarten aus in Serpentinen hinunter, an der „Favorite" vorbei und die Weinmarkt-Stände-Strecke abwärts bis zum Auslauf im Flamingoteich. Natürlich sollte die Strecke erst einmal fachgerecht angelegt werden.

Dazu müsste nach der obligatorischen Vereisung ein Fahrkanal maßgerecht in den Boden gepresst werden. Mit einer

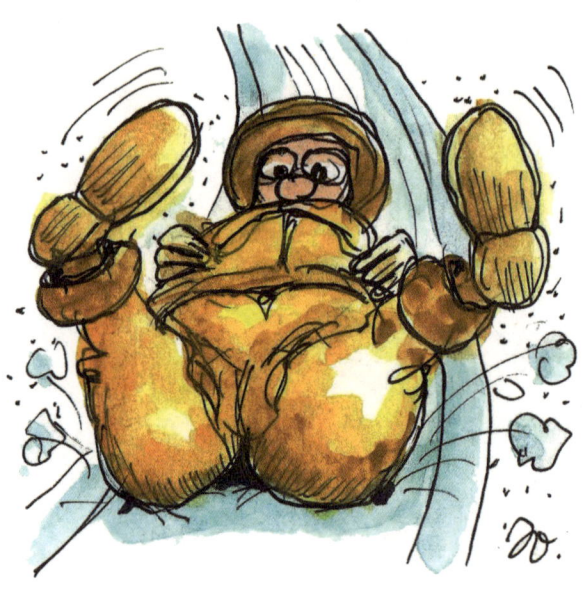

Art „Schablone". Am besten geeignet dafür wäre unser TV-Sitzungspräsident Andreas Schmitt mit seinem umfangreichen Bobbes – sozusagen als „fleischgewordener Bob".

Er wäre übrigens auch der ideale Organisator für diese olympischen Winterspiele, zusammen mit seinen Mitarbeitern von den „Eiskalten Brüdern" – nomen est omen. Auch die Eröffnungsfeier und die Abschlussveranstaltung könnten die „Eiskalten" gestalten: auf dem Gelände vom Volkspark. Ein folkloristischer „Show-Event-Mix" aus Weinmarkt, Prunkfremdensitzung und Rosenmontagszug.

Die „eebsch Seit" zum Schießen

Auch für den Biathlon – eine Kombination aus Langlauf und Schießen – gibt es eine ideale Strecke: die künstlich vereiste Rheinallee und ihre Verlängerung vom Depot aus bis zum Holzturm. Geeignete Zielgebiete für die Schützen wären der Landtag und das Rathaus. Auch die Eisschnellläufer könnten dieselbe Strecke benutzen. Stellenweise sogar gleichzeitig mit den Biathlonisten. Angetrieben durch deren Dauerfeuer würden sie bestimmt zu neuen Weltrekorden gezwungen werden können.

Mit den Biathlon-Staffeln könnte man auch demonstrativ unsere leider immer noch abgetrennten AKK-Gebiete einbeziehen: über die Theodor-Heuß-Brücke durch Amöneburg, Kastel und Kostheim und wieder zurück. Das ideale Zielgebiet für die Schützen wäre dann Wiesbaden.

... und das Fazit?

Idealere Bedingungen für Wintersportler aus aller Welt findet man mit Sicherheit sonst nirgendwo als hier bei uns in Mainz. Die Frage ist nur: Wer stellt den nötigen Antrag

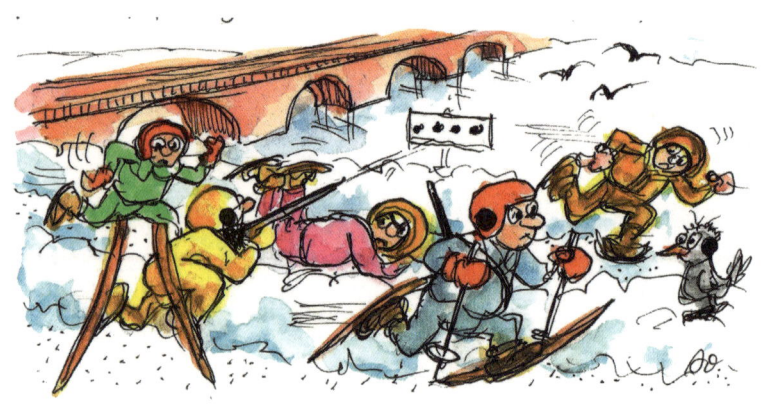

beim Internationalen Olympischen Komitee? Wer organisiert eine überzeugende Bewerbung? Auf Anfrage bei der Stadtverwaltung wurde mir mitgeteilt: „Das liegt nicht in unserem Zuständigkeitsbereich, sondern bei anderen Instanzen. Wir werden Ihre Anfrage zur Bearbeitung an den Stadtrat weiterleiten."

Das gibt Anlass zu berechtigtem Optimismus. Bei dem bekannt rasanten Arbeitstempo unserer politischen Parteien kann man daher schon sehr bald mit „Olympischen Winterspielen" in Mainz rechnen. Spätestens aber bereits ab dem Jahre 2111.

Real existierende Visionen

In zahlreichen Zeitschriften ist in den letzten Jahren immer
mal wieder berichtet worden, wie wir „zukünftig wohnen"
werden. Revolutionäre Neuheiten kommen auf uns zu: der
so genannte „intelligente Haushalt" steht an der Schwelle zur
Marktreife. Alle Geräte sind dann untereinander und mit dem
Internet vernetzt.

Neulich erschien ein aktueller Bericht in einem bekannten
Nachrichtenmagazin darüber, wie wir bald noch „zukünftiger
wohnen" werden. Eine Musterwohnung ist bereits eingerichtet
worden: auf dem „Hafenkai" im neuen Mainzer Stadtquartier
am Zollhafen. Unser Reporter besuchte die Familie, die dort
probehalber eingezogen ist und deren Haushaltsvorstand die
sachkundige Führung übernahm.

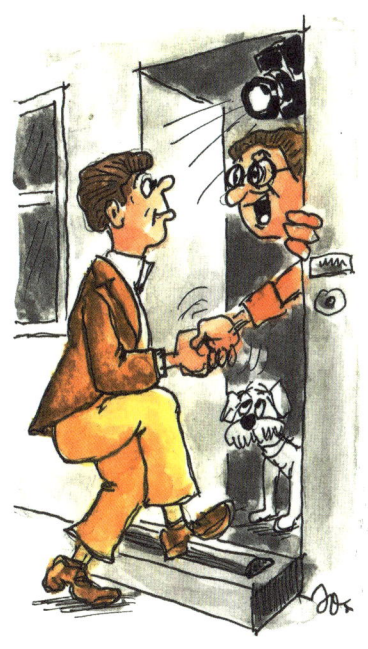

Zukünftiger wohnen

„Herzlich Willkommen!" rief munter der Hausherr und ließ mich eintreten. „Vorsicht, dass Se nit stolpern. Die Türschwelle ist ein bisjen hoch… durch eine Kontaktschiene, die registriert automatisch wenn Besucher komme. Außerdem löst sie eine Videokamera aus, und die nimmt unsre Gäste schon vor de Tür auf. Das ist unser ‚Outdoor-Watching'. Und später, wenn die all wieder fort sind, könne wir uns auf dem Bildschirm angucke, wer alles da war."

Er führte mich ins Wohnzimmer. „Hier sehn Se unser ‚Computer-Center'. Gelle, des sieht aus wie's Cockpit in eme Jumbo-Jet," lachte er. „Ja, da wird unsern Tagesablauf reguliert: Mit Radio werde mir geweckt… und mit Fernsehe eingeschläfert. Von hier aus werden alle elektrischen Geräte im Haushalt gesteuert: Radio, CD-Player, Video-Recorder, Fernseher… und alles vollautomatisch. Nur gucke müsse mir halt noch selber. Aber nit mehr lang, dann nimmt uns der Computer auch das noch ab."

Wir setzten unseren Rundgang durch die Wohnung fort. „Alle Zimmer hier sind ausgestattet mit Videokameras…

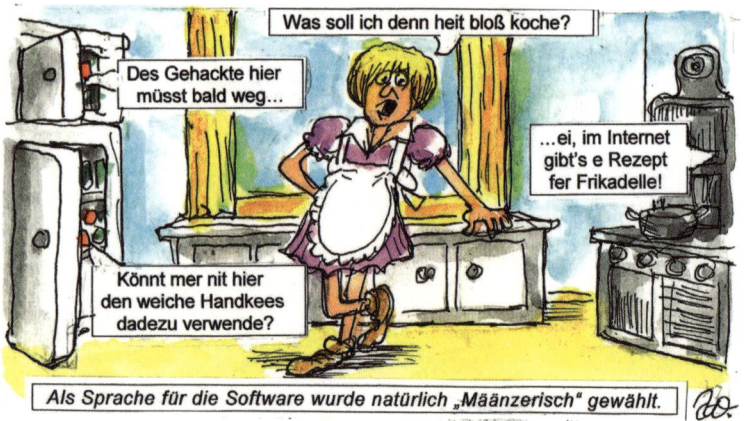

einschließlich Klo", sagte er stolz, „sowie mit Richtmikrofone und Lautsprecher. Das sind so genannte ‚Observation-Areas'. Nehme mer zum Beispiel mal da drüben das Kinderzimmer. Da gibt's ‚Kids-Watching', wobei die Videokamera als eine Art elektronischer Babysitter fungiert. Da brauch mer die Kinder gar nit ständig zu beaufsichtige. Ein Blick auf den Kontrollmonitor im ‚Computer-Center' genügt, und mer sieht sofort… da zum Beispiel: Aha… unser Jüngstes schläft schon… isses nit goldisch? Ich hab's heut noch nit gesehe… also live."

‚Room-Cleaner' mit Musik

Als wir gerade das nächste Zimmer betreten hatten, hörte man aus dem Flur Musik: mein Lieblingssong „When The Saints Go Marching In"… gesungen von Louis „Satchmo" Armstrong. „Sind Sie Jazz-Fan?" fragte ich den Hausherrn, aber der protestierte. „Nää, ach wo! Ich bin mehr für Volksmusik. Aber diese Musik is vom Hersteller schon vom Werk aus einprogrammiert worde. Damit solle die lärmenden Arbeitsgeräusche der Putzkolonne übertönt werden." Danach zog er mich hinter einen Sessel. „Mir gehen am beste in Deckung, sonst werde mir womöglich noch mit weggeputzt", grinste er.

Gleich drauf bog die Putzkolonne um die Ecke. Drei seltsame Gebilde, die wie Roboter aussahen und die unter munteren Dixieland-Klängen den Boden reinigten. Der Haushaltsvorstand erklärte mir ihre Funktionen. „Das sind unsre ‚Room-Cleaner'. An der Spitze, das ist der ‚Front-Worker'. Der kehrt den Hauptdreck hinter sich, von wo aus ihn der ‚Middle-Cleaner' mit dem Staubsauger aufnimmt. Den Rest erledigt dann der ‚After-Worker', der wischt noch mal feucht nach."

Völlig perplex sah ich dem futuristischen Putztrio nach, das nach den Klängen der mitreißenden New Orleans-Melodie von „Satchmo" seine Reinigungsarbeit erledigte. Danach verschwand es um die Ecke im Flur in den ersten Stock. Nachdem die Musik in der Ferne verklungen war, kamen wir beide wieder aus unserer Deckung hervor. Wir klopften uns den Staub von der Kleidung, den die eifrigen ‚Room-Cleaner' bei ihrer Arbeit aufgewirbelt und in den Ecken des Zimmers verteilt hatten. „Daran muss die Herstellungsfirma noch etwas arbeiten", entschuldigte sich mein Gastgeber.

Im Entertaining-Room

Dann führte er mich in einen Nebenraum und verkündete stolz: „Das hier is unser Unterhaltungszimmer... unser ‚Entertaining-Room'. Früher hatten wir ja emal e richtig Klavier gehabt... so ein altmodisches mit Handbetrieb. Aber keiner von uns konnt des Instrument richtig bediene. Hier ist des viel praktischer. Da gibt's ein programmierbares Keyboard mit einem 500-Songs-Speicher. Da drauf kann jeder Simpel mühelos spiele... sogar ich", lachte er. „Mer muss nur wisse, wo mer draufdrücke soll... zack... und schon fange die kleine Elektrone da drin an Musik zu mache. Und ich kann dann gemütlich von de Couch aus zugucke, wie ich Klavier spiele."

Auf meine Frage nach Büchern, schüttelte er den Kopf. „Unser Bücher habbe mer alle entsorgt... die sinn überflüssig geworde. Dafür habbe mer ja unsern Fernseher... und wenn's da nix Gescheites gibt, dann tritt unsern Video-Rekorder in Aktion. Der hat natürlich alle Schikane... einschließlich ‚High-Speed-Motion': Damit könne mir pro Abend zwölf Spielfilme durchsause lasse... am Stück. Man muss dann halt nur e bisje schneller gucke. Und wenn mer mal Besuch habbe und uns nur unterhalte wolle, dann leg ich ein Video ein, das zeigt zwei Stunden lang ‚Kaminfeuer'. Im Sommer tausche mer's aus: Dann kann mer sich an dem Video ‚Meeresbrandung' erfrische."

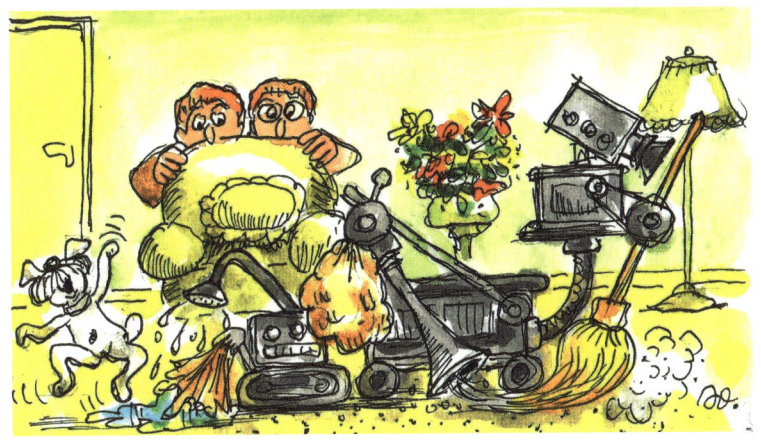

„Aber Zeitungen lesen Sie doch noch?", fragte ich. Er winkte ab. „Zeitunge habbe mer all längst abbestellt. Wer unbedingt was lese will, der kann des jederzeit auf seim Laptop ‚online' tue. Oder er schalt einfach am Fernseher auf BTX... zum so genannte ‚TV-Reading'. Und wenn mer kei Lust dezu hat und lieber mal entspannen will: kein Problem, auf Kanal 35 sende die jeden Abend einen wunderschönen internationalen Bild- und Tonausfall... in Stereo und in Farbe."

Interaktive Kommunikation

Auf meine Frage nach der möglichen Vernetzung verschiedener Haushaltsgeräte untereinander sagte er: „Das is hier kein Problem. Das läuft alles über ‚Cross-Linking'. Es gibt sogar welche, die könne Antwort gebe, wenn mer se was fragt. Zum Beispiel die Spülmaschin: Ob se schon fertig is... oder de Kaffeeautomat, ob er noch e Tässje Kaffee übrig hat. Mei Frau steht oft stundenlang in de Küch und unterhält sich angeregt mit em Kühlschrank: Ob's ihm auch kalt genug is... ob noch genug Vorrät da sinn... oder bei welche Lebensmittel mittlerweile es Verfallsdatum erum is."

Ich zeigte mich sehr beeindruckt und fragte nach den Internet-Verbindungen. „Das funktioniert auch automatisch", sagte er. „De Kühlschrank lässt sich die preiswerteste Angebote von einige hiesige Supermärkte melde und bestellt dann dort Nachschub… per ,Online-Order'. Und der wird dann frei Haus geliefert und mittels ,Tele-Banking' von unserm Konto abgebucht."

Stolz fügte er hinzu: „Wenn mei Frau mal nit weiß, was se koche soll, dann kann sie auch einfach direkt unsern Küche-herd frage. Und der macht ihr Rezeptvorschläge, abber erst nachdem er sich mit em Kühlschrank und mit de Speisekammer in Verbindung gesetzt hat: Ob die auch die entsprechende Zutate auf Lager habbe… und wenn nit, dann werde se halt, wie bereits gesagt, im Internet geordert."

Unser Rundgang näherte sich dem Ende. „Auch unser Verwandtschaft profitiert von der neuen Technik", verkündete er noch zum Schluss. „Mer muss sich nämlich jetzt nit mehr ständig persönlich auf die Nerve falle… nur noch über Bild-schirm. Dazu braucht mer nur all die wichtige Ereignisse in de Familie auf Video aufzunehme: Taufe, Geburtstage, Hoch-zeite, Beerdigunge… und dann tauscht mer die Bänder einfach gegenseitig aus. Und wenn mer mal genug hat von der Sipp-schaft: Ein Knopfdruck genügt… und schwupps… schon is mer se los."

Ich bedankte mich für die interessante Führung, meinte aber etwas ironisch: „Na ja, wenn wir zukünftig bald alle in so einem ,intelligenten Haushalt' wohnen sollen… das sind ja schöne Aussichten." Er nickte bestätigend. „Da könne Se abber Gift drauf nehme… wunderschöne sogar."

Als ich ihn fragte, was das Wichtigste sei, was man tun muss, um sich mit so einem supermodernen „intelligenten Haus-halt" vertraut zu machen, sagte er ohne lange zu überlegen: „Englisch lerne."

Von Stau zu Stau

Wer kennt das nicht: Man sitzt im Auto, steht aber wieder mal im Stau. An fast jeder Ecke gibt es Baustellen, Umleitungen, Sperrungen oder verengte Fahrbahnen. Kein Wunder, denn in unserer Stadt wird ständig irgendwo gebuddelt, Straßen aufgerissen, Leitungen verlegt und dann alles wieder zugeschüttet. Da kann eine Fahrt von Gonsenheim ins Unterhaus zu einer nervigen Rundfahrt durch die Stadt werden. Zum Glück gibt es den lokalen Verkehrsfunk „Welle Elf", der über die Situation auf den Straßen launig informiert und mit Späßen unterhält.

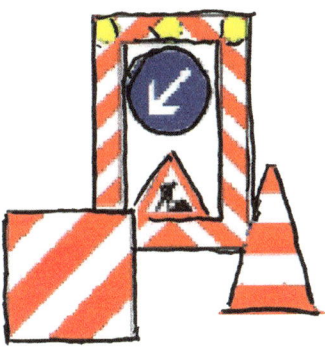

Mit Verkehrsfunk und einer Fliege

„Wann fahrn wir los?", fragte ich meine Frau und schloss meinen Auftrittskoffer.

„Das kommt drauf an", antwortete die Bärbel, „wann dein Auftritt anfängt."

„Spätestens dann, wenn ich auf de Bühn steh", sagte ich spöttisch.

„Du alter Quatschkopp!", sagte sie und schaute ins Programmheft. „Hier steht: Um neunzehn Uhr geht's los. Also

musst Du so gegen sechs Uhr dort sein. Drum müssen wir spätestens um vier Uhr losfahren."

Mir fiel vor Schreck mein Koffer aus der Hand. „Um vier schon losfahrn? Dann simmer gegen halb fünf schon dort. Was mach ich dann so lang da?"

„Da sieht man wieder mal: Du hast keine Ahnung, wie's um diese Zeit auf den Straßen aussieht. Du hockst doch tagelang nur hier in deinem Sessel und glotzt in den Fernseher." Sie schnappte sich ihre Handtasche, die Autoschlüssel und rief drängelnd: „Auf, auf, du Lahmpinsel, wir müssen los!"

Mürrisch vor mich hinknurrend schloss ich die Haustüre ab und schlurfte mit meinem Koffer hinter ihr her in die Garage. Vorsichtig fuhr sie rückwärts bis zur Straße, aber da war – wie immer um diese Zeit – wieder mal kein Durchkommen: Auto reihte sich an Auto, und keiner machte Anstalten, uns aus unserem Mauseloch herauszulassen. Resigniert seufzend schaltete ich das Radio ein.

Ding-dong! – Hier ist wieder Ihr täglicher Begleiter: Radio „Welle Elf" mit Meldungen über die Situation auf unseren Straßen. Die brandheiße Welle für alle Stau-Geschädigten. Infos am laufenden Band. Dazwischen ein paar Gags und Musik aus der Pop-Folk-Hip-und-Hop-Hitparade. Am Mikrofon ist heute wieder: Tommy, ihr Gute-Laune-Boy… okay?

Und hier unser aktueller Verkehrshinweis: „It's full trouble-time… overall!" Im gesamten Sendegebiet kommt es zu beachtlichen

Staus… stellenweise. Im Raum Mainz mancherorts sogar bis zu zehn Kilometer Länge. Der ADAC empfiehlt: Fahren Sie bitte überall möglichst zügig durch. – Nur'n Joke!

Unser musikalischer Hit heute: „Im Früh-Stau zu Berge wir stehn, vallera… und später am A-ha-bend stehn wir immer noch da!" – In diesem Sinne: Alles easy und gute Fahrt… okay?

„Dummbabbeler!", knurrte ich und erschrak, denn die Bärbel fuhr plötzlich zügig los. Ein liebenswerter Zeitgenosse hatte sie in eine Lücke gewunken. Langsam näherten wir uns der Kreuzung an der Krimm.

„Rechts oder links?" fragte die Bärbel und zögerte. Sofort fing hinter uns ungeduldiges Hupen und hektisches Blinken an.

„Jaaa… ihr Halbhirne… is ja gut!" rief sie erbost und bog nach rechts in die Weserstraße ein. Aber weiter als bis zur nächsten Ampel kamen wir nicht.

„Ich biege jetzt links ab", sagte die Bärbel kurz entschlossen, und wir hatten Glück. In den Nebenstraßen war weniger Verkehr, und sie schlängelte sich an parkenden Autos vorbei bis zur Erzbergerstraße. Aber nach rechts hinunter zur Waggonfabrik war auch kein Vorwärtskommen.

„So ein Mist!", rief sie aufgebracht. „Ich muss unbedingt wieder mal einen Leserbrief an die AZ schreiben. Das kann doch nicht so weitergehen."

„Ich fürchte", gab ich zu bedenken, „bis Dein Leserbrief erscheint, hat sich der Stau bestimmt noch nit aufgelöst. Fahr doch links ab, da kommt mer ebe grad noch durch… und dann ab auf die Autobahn, wo man schneller…"

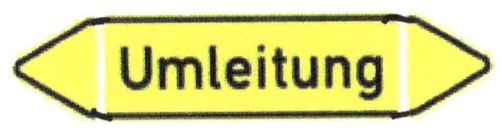

„Du spinnst doch, du Volldepp!" rief die Bärbel empört. Ich reagierte irritiert: „Na, erlaube mal, des war doch nur en Vorschlag."

„Ich hab doch nicht dich gemeint, sondern da vorne den anderen Simpel. Der hat sich einfach in die Schlange hier rein-gezwängt." Sie zeigte ihm mehrmals einen Vogel und bog auf die Autobahn ein.

Ding-Dong! – Hier ist wieder Radio „Welle Elf" – Der Verkehr auf dem Mainzer Ring hat sich mittlerweile aufgelöst. Der Stau auf dieser Strecke kann allerdings unbehindert weiter bestehen. – Nehmt's easy... okay?

Achtung! Eine Durchsage der Polizei: Auf der Autobahn Mainz Richtung Bingen stellenweise zähfließender Stillstand. Der Grund dafür sind mehrere Baugruben, die mit zahlreichen Fahrzeugen gefüllt sind. – Funny... gelle?

Und wieder hüpft die Nadel auf die Rille: „Wem Gott will rechte Gunst erweisen, den schickt er in den nächsten Stau... auwauwau!"

„Also gut, dann eben nicht Richtung Bingen", sagte die Bärbel und reihte sich in die Autokette Richtung Darmstadt ein. Wir schlichen an der Ausfahrt Finthen vorbei, dann an der zum Lerchenberg und näherten uns langsam Hechtsheim.

„Guck doch mal da drüben", rief die Bärbel und zeigte plötzlich an meinem Gesicht vorbei nach rechts. Ich zuckte erschrocken zurück. Nachdem ich meine Brille wieder gefunden hatte, fragte ich sie: „Was is denn da?"

„Ein Riesenparkplatz… mit hunderten von Autos", sagte sie. Ich sah mir das an und schüttelte den Kopf. „Des is doch kein Parkplatz. Das ganze Stadtviertel da drübbe is voller Einbahnstraße und Sackgasse. Das dort sinn die Autos, deren Fahrer nit mehr nach drauße gefunde habbe."

„Du Dollbohrer!", sagte die Bärbel und schüttelte mehrmals den Kopf. „Was ist das denn?" fragte sie beunruhigt. „Ich habe dauernd so ein Brummen im Ohr… hoffentlich ist das kein Tinnitus?"

Ich sah zu ihr hin. „Von wege Tinnitus… des is e Mick."

„Du meinst sicher eine Fliege!", verbesserte sie mich.

„Ganz klar… e Mick, die fliege kann!", sagte ich, was mir brummend bestätigt wurde… nicht von meiner Frau, sondern von der „fliegend Mick". Danach wurde es wieder still. Offenbar hatte der Brummer auf der Rückbank Platz genommen.

Mittlerweile waren wir bei der Ausfahrt Weisenau angekommen. Wenn wir noch weiter fuhren, landeten wir noch in Hessen. Glücklicherweise lenkte die Bärbel das Auto von der Autobahn herunter, und wir schlichen uns in die Göttelmannstraße.

„Wir werden uns dem Unterhaus jetzt von der anderen Seite nähern", sagte die Bärbel, „denn allmählich geraten wir etwas in Zeitnot und…"

Ding-Dong! – Sie hören wieder Radio „Welle Elf". Hier ein Tipp: Werfen Sie ab und zu auch mal einen Blick auf Ihre Straßen-

karte: Es könnte sein, dass der Stau, den Sie gerade genießen, schon weitaus länger ist als die Entfernung zu Ihrem Zielort. – Cooler Spruch, gelle?

Und hier wieder Musik: „Wir stehen durch bis morgen früh und spielen Stau, valleri... Stau, vallera!" – Trotzdem gute Fahrt... okay?

Nach mehreren Umleitungen wegen Baustellen und Straßenverengungen landeten wir schließlich nach einem Abstecher über Laubenheim am Volkspark.

„Da ist ja wieder diese lästige Fliege!", rief die Bärbel und wedelte mit der Hand herum.

„Die Mick!", verbesserte ich sie. „Lass bloß die Hand am Steuer", rief ich besorgt und kurbelte die Scheibe runter. „Mach auch bei dir es Fenster auf, dann gibt's Durchzug... und dadurch wird die Mick nach draße gerisse."

Danach hörte das Brummen tatsächlich auch sofort auf, und wir konnten die Scheiben wieder hochkurbeln.

Langsam bewegten wir uns von einem Stau in den nächsten. Wir näherten uns allmählich der Zitadelle. Damit waren wir unserem Ziel schon erheblich näher gerückt.

Ding-Dong! – Hier ist Radio „Welle Elf"... am Mikro der lustige Tommy! Die Verkehrsüberwachung meldet gerade: Eine

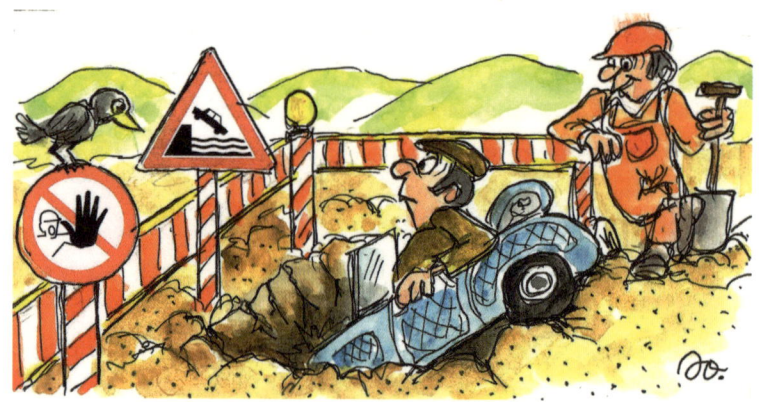

Ende der Staus auf unseren Straßen ist bis auf weiteres nicht abzusehen.

Dazu passt unser Hit: „Heute Stau... und morgen Stau... und übermorgen wieder!" – Super-cool, gelle?

Unter ständigem Anhalten und wieder Anfahren waren wir inzwischen total genervt und erschöpft am Münsterplatz gelandet.

„Die Fliege ist wieder da!", rief plötzlich die Bärbel erschrocken und trat abrupt auf die Bremse. Ich prallte nach vorne in den Gurt, schnappte nach Luft und bekam einen heftigen Hustenanfall. „Ich glaub", keuchte ich, „jetzt hab ich die Mick verschluckt."

Glücklicherweise ein Irrtum, denn von der Rückbank ertönte ein höhnisch klingendes Gebrumm.

Wider Erwarten erreichten wir noch vor Einbruch der Dunkelheit das Unterhaus, wo wir schon ungeduldig erwartet wurden. Es war bereits viertel nach sechs geworden.

In der Garderobe wurden wir wie immer empfangen von meinem langjährigen technischen Betreuer Hans, der mir bei den Vorbereitungen für meinen Auftritt half. Ich erzählte ihm von unserer stundenlangen Irrfahrt durch die nähere Umgebung von Mainz.

„Über zwei und eine halbe Stunde!", rief ich empört. „In dieser Zeit haben wir es früher auf unseren Tourneen bis ins Kölner Senftöpfchen geschafft."

„Seid froh, dass euch nix passiert ist", sagte der technische Hans. „Einer unserer Künstler wollte neulich einen Stau umfahren und ist prompt in einer Baugrube gelandet."

„Ist euer Ventilator defekt?", fragte die Bärbel. „Hier drin brummt's so komisch."

„Das kann nicht sein", antwortete Hans, „der ist gar nicht an."

„Das ist bestimmt deine Fliege", sagte meine Gattin vorwurfsvoll zu mir.

„Erstens gehört die nicht mir, die ist nur anhänglich", erklärte ich, „und zweitens hab ich dir schon e paar Mal gesagt: Das ist eine… Mick!"

Dabei schlug ich zur Bekräftigung meiner Behauptung auf den Tisch. Als daraufhin das Brummen plötzlich verstummte, ahnte ich, dass unser lästiger Störenfried für immer „ausgeflogen" war – in den „Micke-Himmel", oder wie meine Gemahlsgattin sagen würde: in das „Fliegen-Paradies".

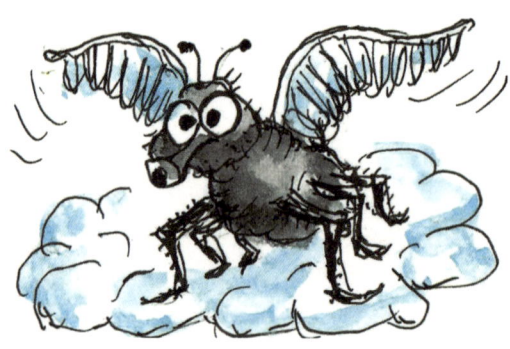

Wie uns de Schnabbel gewachse is

Wissen Sie eigentlich, was für die echten alten Mainzer in dieser Stadt den höchsten Stellenwert hat? – Nein, nicht die Fastnacht, auch nicht Kunst oder die Kultur, viel wichtiger ist die Sprache, genauer gesagt: unsern scheene urwüchsige Määnzer Dialekt. Wohlgemerkt: Dialekt, nicht „Mund-Art", weil der Määnzer nicht nur so eine „Art Mund" hat, sondern ganz konkret ausgedrückt: „Der hat so e richtich Schlappmaul."

Auf den lebhaften Gebrauch desselben ist der Eingeborene besonders stolz, denn so entsteht nämlich die berüchtigte „Määnzer Dialektik". In der alltäglichen Kommunikation macht man hierbei auch keinerlei Kompromisse. Wir drücken uns immer nur so aus: „wie uns de Schnabbel gewachse is." Oder auf Hochdeutsch: „Man artikuliert sich permanent analog der regionalen Konstruktion seiner Sprachorgane." Das tut man nicht nur bewusst, sondern auch mit voller Absicht.

Määnzer Gebabbel

Wenn sich zwei Mainzer streiten, dann ist bei aller Grobheit auch immer so ein kleines bisjen humorvolle Selbstironie dabei, zum Beispiel wenn einer schimpft: „Ach, heern Se mer doch uff mit Ihne Ihrm bleede saudumme Geschwätz! Ich seh vielleischt nit so depp aus, wie ich bin, aber so bleed wie Sie, bin ich schun lang."

Die Ratschläge, die der Mainzer gern großzügig erteilt, sind oft von grotesker Absurdität. So hat mal ein Freund von mir – vom Sommerschlussverkauf total gestresst – zu mir gesagt: „Des is jo alles gut unn schee, des mit dene viele günstige Schnäppcher, abber ich warne dich: Kaaf der niemals en Anzuch mit zwää Hose, du schwitzt dich kaputt."

Die Mainzerinnen sind bekanntlich in erster Linie bekannt für Ihre spontane zwischenmenschliche Kommunikationsfreudigkeit. Da standen mal zwei Nachbarinnen vor der Haustür und tauschen die neuesten Gerüchte aus. Gegen Ende des kurzen Gesprächs, nach etwa zwei Stunden, verabschiedete sich die eine und sagte dabei in verschwörerischem Ton: „Mer soll ja nit alles glaabe, was die Leit so daher schwätze, aber zumindest weitersaache, weitersaache! – Unn ich könnt Ihne da noch ganz annern Dinger verzähle... unn was fer welche. Abber ich hab Ihne schon viel mehr gesacht, als wie ich selberster übberhaupt wääß."

Berüchtigt ist der Mainzer auch für seine ganz besondere Art von Logik. So hielt mal ein erboster Ehemann seiner Frau einen Schuh vor die Nase, den er im Schrank gefunden hatte und schimpfte: „Sag emol, Lisbeth, was soll ich denn hier mit eim einzelne Schuh ofange? Des wääß doch jeder: Wenn mer ein Schuh verschlampt hot unn besitzt bloß noch den annere, dann nutze ääm alle zwää nix mehr."

Die Mainzer können auch sehr schnell reagieren, wenn sie mal in eine unangenehme Situation geraten. Da standen an einer Straßenecke zwei Männer, die sich sehr lang nicht mehr gesehen hatten und plauderten über alte Zeiten. Da deutete der eine zur anderen Straßenseite hinüber und sagte: „Guck doch emol, da dribbe... die komisch Tussi, des is vielleicht e hässlisch fett lang Gaaß." Worauf der andere empört sagte: „No, heer mol! Des is moi Dochter!" – „Ach was!" stutzte sein Freund, „doi Dochter? Ei, guck emol do! Hätt ich dir garnit zugetraut, soo e schee schlank groß Böbbsche!"

Aber nicht immer braucht ein Mainzer viel Worte zu machen. Ein total gestresster Geschäftsmann kam abends nachhause, stürmte ins Zimmer und rief atemlos: „N'abend zusamme! Na, wie geht's de Kinner? – Was gibt's zu esse?" Darauf sagte seine Frau kurz und knapp: „Masern unn Linsesupp!"

Manchmal sprechen Leute, die sich besonders vornehm gebärden wollen, einen gespreizten Dialekt. Man nennt das „Hochdeitsch mit Knorze". Zum Beispiel sagte eine besonders „fürnehme" Dame: „Also, unser Papagoi isst ja am liebsten Salat. Aber nur, wenn er auch scheen ongemacht is… mit e paar Spritzer Obstessisch und Oliveneel… dazu noch e bisjen Schnüttlauch und Pötersilie. Nur die Zwiebelen muss mer weglassen. Dodevun hat der schon so starke Blähunge gekrieht, dass es ihn jedes Mol von der Stange geschmisse hat."

Tja, so sinn se halt, die Määnzer! – Aber ich sag immer: Eigentlich sollt mer garnit so genau druff hörn, was mer so de ganze Daach fer doll Zeisch babbelt. Lieber alles uffschreibe unn dann de annern Leit vorlese. Zumal es ja auch leider immer mehr Hiesige gibt, die gar keinen Dialekt mehr sprechen.

Aber damit wollen wir's mal genug sein lassen mit dieser Demonstration von „Määnzer Dialektik", die wo uns „Uralt-Eingeborenen" so im Blut liegt, sodass wir allen „Anders-woherigen" oder „Nicht-Dialekt-Könnern" nur bedauernd ein bekanntes Goethe-Zitat zurufen können… nein, des nit, das andere: „Wenn Ihr's nicht fühlt, Ihr werdet's nie erjagen."

Bilanz eines Achtzigers

Um es gleich mal vorweg zu sagen: Achtzig Jahre alt zu werden, das ist beileibe kein großes Verdienst. Wenn man lang genug lebt, dann kann das jeder. Übrigens: Wenn ich gewusst hätte, dass ich mal so alt werden könnte, dann hätte ich doch lieber viel gesünder gelebt.

Zweifellos ist es schon eine gewisse Zäsur im Leben eines Menschen, wenn auf einmal die Acht in der Altersangabe vorne steht. Einerseits weiß man, dass das biologische Ende ganz bedrohlicher nahe gerückt ist. Andererseits regt es auch dazu an, eine Art Bilanz zu ziehen, wie man das hinter sich gebrachte Leben beurteilt.

Wie man sein Leben sinnvoll vergeudet

Mit meinem fast biblischen Alter komme ich eigentlich ganz gut zurecht. Als äußerst fortgeschrittener Spät-Senior bin ich ja kein „Best Ager" mehr, wie es so schön auf Neudeutsch heißt, sondern jetzt eher ein „Worst Ager" – einigermaßen frei übersetzt: „Mir is moi Alter Worscht."

Ich kann mich ja auch überhaupt nicht beklagen. Zwar höre ich nicht mehr so gut wie früher, aber dafür sehe ich umso schlechter. Es gibt zweifellos auch einige Vorteile im Alter: Die Zahl der Feinde nimmt ab, denn die eine Hälfte ist schon gestorben, und die andere Hälfte hat man vergessen. Insofern kann man eigentlich ganz beruhigt in seine senile Zukunft blicken.

Zur Bilanzierung einer 80jährigen Lebenszeit genügen außer einem guten Gedächtnis im Grunde ein normaler Kalender und ein einfacher Taschenrechner. Dann lässt sich leicht ausrechnen, wie sinnvoll die mittlerweile verbrachte Zeit gewesen ist.

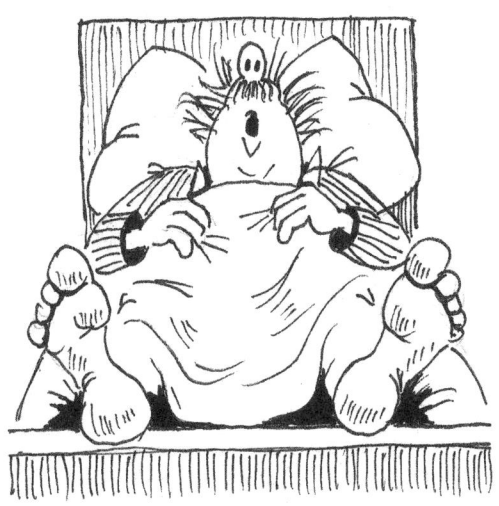

30 Jahre total verschlafen

Zunächst fällt unangenehm auf: Was hätte man in so einem langen Leben Tag für Tag in 24 Stunden alles leisten können, wenn man sich nicht den unerhörten Luxus geleistet hätte, täglich acht Stunden zu schlafen. Auch wenn sich das im Alter durch die so genannte „senile Bettflucht" etwas reduziert. Für einen Achtzigjährigen bedeutet das: rund 260.000 Stunden – das sind etwa 30 Jahre lang – hat er durchgehend Tag und Nacht völlig sinnlos nur „an der Matratze gehorcht". Ich vermeide hier absichtlich die Formulierung: „im Bett verbracht". Bekanntlich gibt es Momente im Leben, in denen sich der Mensch zwar im Bett befindet, wo er aber alles Mögliche anstellt, nur nicht schläft.

Aber nicht nur unsere Fastnacht, nein, auch diese Glosse hier muss sauber bleiben. Deshalb sollte man auch betonen, dass sich besagter Mensch rein statistisch immerhin etwa 40 Monate lang Tag und Nacht nur im Badezimmer aufgehalten

hat, um sich dort der Pflege seines Körpers zu widmen:
waschen, nötigenfalls auch mal duschen oder baden, Zähne
putzen (inwendig oder außerhalb), Nägel schneiden und Haare
kämmen (solang der Vorrat reicht).

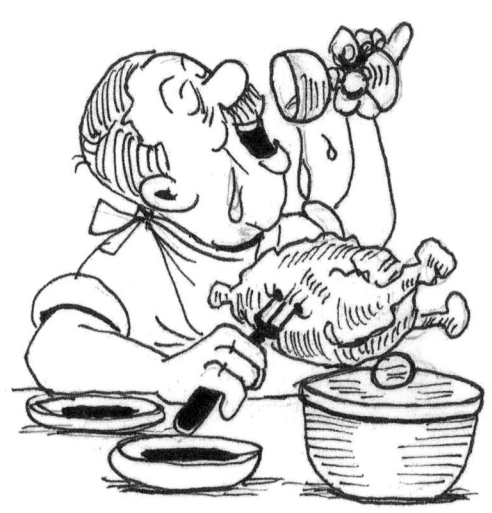

Ein gesegneter Appetit

Nun könnte man die im Bett vergeudeten Jahre noch
entschuldigen – von den wenigen Minuten zur Förderung des
Bevölkerungszuwachses mal abgesehen –, gäbe es da nicht die
nächste Verschwendung kostbarer Lebenszeit: durch Essen und
Trinken. Sage und schreibe rund sechseinhalb Jahre am Stück
hat dieser unersättliche Mensch nur Mahlzeiten in sich hinein-
geschaufelt und Getränke in sich hinein geschüttet.

Dass er dabei nicht auf Dauer wegen Überfüllung geplatzt
ist, verdankt er nur der fürsorglichen Natur, die zur ständigen
Entsorgung seines Inneren die Verdauung vorgesehen hat.

Was wiederum zur Folge hat, dass dieser Achtziger in seinem bisherigen Leben insgesamt etwa zehn Monate Tag und Nacht nur auf dem Klo gesessen hat. Bei Verstopfung natürlich mehrere Wochen länger. Das muss man sich nur mal vorstellen. Na ja, lieber nicht!

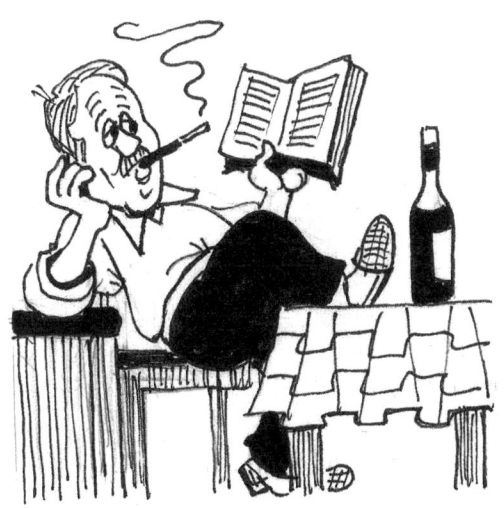

Freizeit-Vertreibungen

Wer nun glaubt, wenigstens in seiner übrig gebliebenen Freizeit habe sich dieser statistisch betrachtete Greis sinnvollen Beschäftigungen hingegeben, der irrt gewaltig. Während seiner „Freizeit-Vertreibungen" hat er fast 20 Monate lang durchgehend nur in (früher mal) verräucherten Kneipen verbracht.

Rund drei Monate lang hat er sich durchgehend Tag und Nacht auf diversen Bühnen herumgetrieben, dabei etwa ein Jahr lang in Garderoben gesessen und auf seine Auftritte gewartet.

Zentnerweise hat er Bücher – teils von recht zweifelhaftem Ruf – gelesen und Monate im Kino verdöst. Da er früher leider mal ein ganz labiler Suchtabhängiger gewesen ist, hat er in seinem Leben schon so viele Zigaretten geraucht, dass er sich für das Geld glatt eine Eigentumswohnung hätte kaufen können.

Obwohl, es gibt auch Menschen, die nicht rauchen und sich dennoch keine Eigentumswohnung von dem so gesparten Geld gekauft haben.

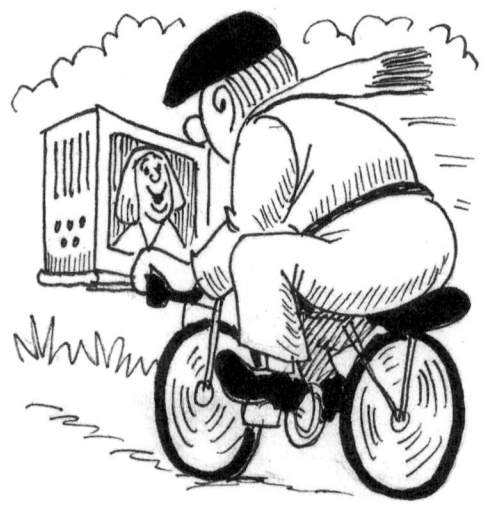

Verglotztes Leben

Da unser frischgebackener Achtziger natürlich den Siegeszug des Fernsehens von Anfang an miterlebt hat, schlägt die verbrachte Zeit vor der Mattscheibe ganz erheblich zu Buche. Zumal der televisionäre Konsum durch die „senile Bettflucht" abends und nachts erheblich zugenommen hat.

Schätzungsweise wurden im Laufe der Zeit bisher „verglotzt": mindestens 16.000 Stunden Nachrichten, 27.000 Stunden Talk-Shows, Dokumentationen und Filmberichte, 20.000 Stunden Sport, 32.000 Stunden Krimis, Western und Science-Fiction-Filme, jeweils immer wieder unterbrochen von 9.000 Stunden Werbung, nicht zu vergessen geschätzte 400 Stunden Fernsehfastnacht aus den verschiedensten (mehr oder weniger) närrischen Regionen. Es gibt garantiert kein härteres Überlebenstraining.

Die Bilanz des Fazits

Natürlich hat unser statistisches Jubiläumsobjekt zwischendurch auch immer wieder mal etwas gearbeitet: 25 Jahre lang als Werbeleiter in den Hakle-Werken zur Förderung der Hygiene in der Bevölkerung und 40 Jahre als Kabarettist zur Förderung eines kritischen Bewusstseins in der Gesellschaft. Alles in allem keine besondere Leistung, denn dadurch hat sich der Lauf der Weltgeschichte wohl kaum beeinflussen lassen.

Wann man mal abtreten muss von der „Bühne des Lebens", das weiß keiner. Schon die alten Römer sagten: „Mors certa, hora incerta." In der Schule haben wir übersetzt: „Totsicher geht die Uhr falsch." Das Ist natürlich Quatsch, denn es heißt: „Der Tod ist gewiss, die Stunde ungewiss." Nur eins weiß ich jetzt schon mit Sicherheit: Wenn ich mal nicht mehr bin, dann werde ich mir doch sehr fehlen.

Ein Alterskollege von mir hat neulich mal tröstend gesagt: „Der Tod steht zwar noch nicht vor unserer Tür, aber vermutlich sucht er schon mal einen Parkplatz." Allerdings, bei dieser obligatorischen prekären Parkplatznot in unserer Stadt hoffe ich, dass er möglichst noch sehr lange suchen muss.

Spaß muss sein – egal wie!

W issenschaftliche Untersuchungen haben ergeben, dass sich bis jetzt noch kein Mensch krankgelacht, geschweige denn totgelacht hat. Ganz im Gegenteil: Es sind zahlreiche Fälle bekannt, dass häufiges Lachen erheblich zur Steigerung des körperlichen und seelischen Wohlbefindens beigetragen hat.

Deshalb kann man es durchaus riskieren, auch mal humoristische Heilmittel zu verwenden, die nicht unbedingt auf einer anspruchsvollen literarischen Basis beruhen, sondern auf den Komponenten Nonsens, Unsinn, Verrücktheit, Blödsinn und Kokolores.

Deshalb zeigen Sie Mut und greifen Sie zu! Vielleicht bringt Sie die eine oder andere von diesen Quatsch-Pastillen zum Schmunzeln, auch wenn es eventuell mal mit dem Ruf „Aua!" verbunden sein sollte.

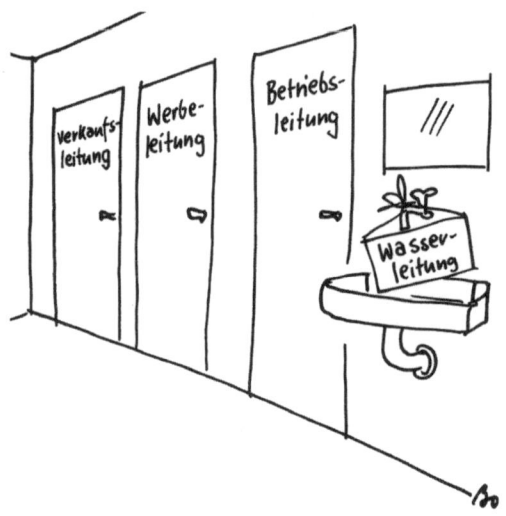

Historische Bauernregeln

Sie stammen vermutlich aus dem frühen oder späten Mittelalter und wurden zufällig gefunden beim Entrümpeln eines
uralten Bauernhofs im rheinhessischen Dorf Hahnhausen.
Bekannt geworden ist der Ort durch den Prototyp aller
Bauernregeln: „Kräht der Hahn in Hahnhausen auf dem Mist,
ändert sich das Wetter – oder es bleibt wie es ist." Hier weitere
aufschlussreiche Fundstücke.

Taut es nicht im Februar,
kann's sein, dass kein Schnee da war.

Steht im November noch hoch das Korn,
ist es sicher vergessen worrn.

Frieren den Kühen die Euter ein,
wird wahrscheinlich Winter sein.

Rutscht dem Bauern im Juli die Hose,
war im schon im Juni das Gummiband lose.

Fliegen Bauern um den Turm,
herrscht wahrscheinlich starker Sturm.

Rätselhafte Rätsel

Ich löse leidenschaftlich gern Kreuzworträtsel, sowohl waagrecht als auch senkrecht. Besonders gern, wenn die Definitionen zum Lösen gewissermaßen „um die Ecke" gebracht wurden. Ja, dann muss man nämlich mit seinem eigenen Kopf sozusagen ebenfalls „um die Ecke" denken.

Das ist gar nicht so einfach, wie es ist. Da muss man schon etwas Erfahrung haben und ein Experte sein. Experte, das ist bekanntlich einer der immer mehr über immer weniger weiß, bis er am Ende alles über nix weiß. Im Gegensatz zu einem Politiker, der weiß zwar nix, aber das über alles.

Hiermit lade ich Sie ein, mir mal bei einigen besonders rätselhaften Begriffen über die Schulter zu schauen.

Was ist ein „gesellschaftlicher anerkannter Zuhälter"? – Das ist relativ leicht: ein „Knopf". Und wie heißt ein „arbeitsloser Bauarbeiter"? – Ganz einfach: „Freimaurer". Aber was sind „kommunikationsfähige Hülsenfrüchte"? – Saubohnen? Oder Kicher-Erbsen? Nein, das sind „Kontaktlinsen".

Doch jetzt wird's schwieriger. Wie heißt der „Chef einer Geflügelfarm"? – Ganz klar: „Hühnerleiter. Oder ein „Kreditinstitut"? – Logisch: „Pumpstation". Oder wie bezeichnet man vier musikalische Maler? – Das ist ein „Streichquartett".

Und noch etwas ganz was Rätselhaftes: „Frühstück für Nachtvögel"? – Na? Kaum zu glauben, aber das heißt „Eulenspiegelei". Und wie bezeichnet man einen „Hund auf Rädern"? – Liegt doch auf der Hand: Das ist ein „Rollmops".

Am besten versuchen Sie's demnächst selber mal mit rätselhaften Rätseln.

Sprüchklobbereie eines liebenswerten Zeitgenossen

Unser Nachbarsfrau is so hinnerhältig, die tät glatt auch noch ihrn Rase bohnern, nur damit die Spatze druff ausrutsche.

Als mein Nachbar mir vorgeworfe hatt, ich sei gewalttätig, ausgereschent ich, die Friedfertigkeit in Person, da hab ich dem abber glatt eine gescheuert.

Hörn Se mir doch uff… mit Ihrm ständige Gejammere über eine drohende weltweite Klimakatastrophe. Es gibt doch weitaus Schlimmeres: Mir habbe zehn Zentimeter Wasser im Keller.

Wie kann mer bloß so rachsüschtig soi wie der Spinner von gegenübber. Abber wart's ab, dem werd ich's noch zeiche. Ich bin ja nit nachtragend wie der, werklich nit, abber dem vergess ich des nie.

Derf isch Sie mol was fraache? Warum bringe Se Ihne Ihrn Dackel nit emal zum Uhrmacher? Der bleibt ja alle zwää Minute stehe.

Ich geb doch dem Schambes, meim ehemalige Schulkamerad, kää Antwort, wenn der mich fragt, wie's mir geht. – Warum? Ei, wenn ich gesacht hätt: Mir geht's schlecht, dann hätt der sich gefreut. Unn wenn ich gesacht hätt: Mir geht's gut, dann hätt er mich widder angebumbt.

Der Trend zum „English-Calling"

Wer zeigen will, dass er internationales Flair besitzt und dass er sich „global" darzustellen weiß, der wird versuchen, so oft wie nur möglich deutsche Bezeichnungen durch englische Ausdrücke zu ersetzen. Diese Leute folgen damit dem Zeitgeist und sind so genannte „Zeitgeistliche" oder übersetzt: „Time-Ghost-Jogger".

Offenbar ist Englisch mittlerweile schon unsere zweite Muttersprache geworden: „our second Mother-Language". Natürlich hatten wir Älteren schon in der Schule Englisch gelernt. Ich erinnere mich noch an unseren Merksatz: „I love you... you love me... we love uns... wo laafe mer'n hie?"

Wie harmlos jedoch klingt so ein biederer Satz gegen das, was heute unsere Jugend an komplizierten englischen Ausdrücken beherrscht. Zwar wissen sie nicht sehr viel, beispielsweise über klassische Musik, aber sie kennen alle „Shooting-Stars mit ihren Super-Hits und ihren Highlights in den Top-ten der Charts – worldwide!"

Und selbst Schüler wissen meist schon was ein „Space-Cake" ist. So nennt man in der „Scene" einen „Hasch-Keks"... ausgesprochen: „Spatze-Kacke".

Wie es sich einer „internationalen Metropole" geziemt, folgt man auch in unserer Stadt mehr und mehr diesem Trend. Wer seinem Angebot oder seiner Institution eine herausgehobene Bedeutung auf höchstem Niveau verleihen möchte, der verwendet selbst abenteuerlichste Übersetzungen, zum Beispiel: statt „städtische Gartenpflege" nennt man das „Urban Gardening".

Ebenso müssten auch bedeutende Mainzer Bauwerke ins Englische übersetzt werden, zum Beispiel: das Schloss in „Klunker Castle" – oder das „Gutenberg-Denkmal" in „Good-Mountain-Thinkmale" – oder der Fastnachtsbrunnen in „Carnivals Checkpoint" – oder das beliebte Finanzamt im „State Departement of Money-Mafia".

Es dauert bestimmt nicht mehr lange, dann werden die berühmtesten Määnzer „Events" auch „zeitgeist"-gemäß umbenannt – zum Beispiel: Johannisnacht und Weinmarkt in „Johnnys Night" und in „Wine-Market"... wo man dann „Live-Looking" beim „Around-Walking" machen kann... und „Tasting" an zahlreichen „Drinking-Shops"... und dazu „Chicken-Eatings" und „Pancake-Schmatzing"... und als Krönung zum Schluss noch einen deftigen „Hand-cheese with music".. aber „very good through".

Es gibt zwei „zeitgeistige" Ausdrücke, die mittlerweile in sämtlichen Altersklassen gleichermaßen bekannt sein dürften, das sind „Internet" und „Online". Wenn man zum Beispiel den Satz hört: „She was going from internet direktly online", dann weiß man doch sofort, was das auf Deutsch heißt: „Sie ging vom Internat aus direkt auf den Strich!"

Auch ich muss mir überlegen, ob ich mich nicht ebenfalls dem Trend der „Zeitgeist-Jogger" anschließen muss und zwar mit meiner Berufsbezeichnung als Bücherschreiber und bei Lesungen als Alleinunterhalter. Dann wäre ich ein „Book-writer" und bei „Readings" ein „Alone-Underholder".

Nur eins werde ich mit Bestimmtheit nicht tun: auch noch meinen Namen zu übersetzen... in „Herbie Bean-Joke". Thank you... and auf „again-looking"!

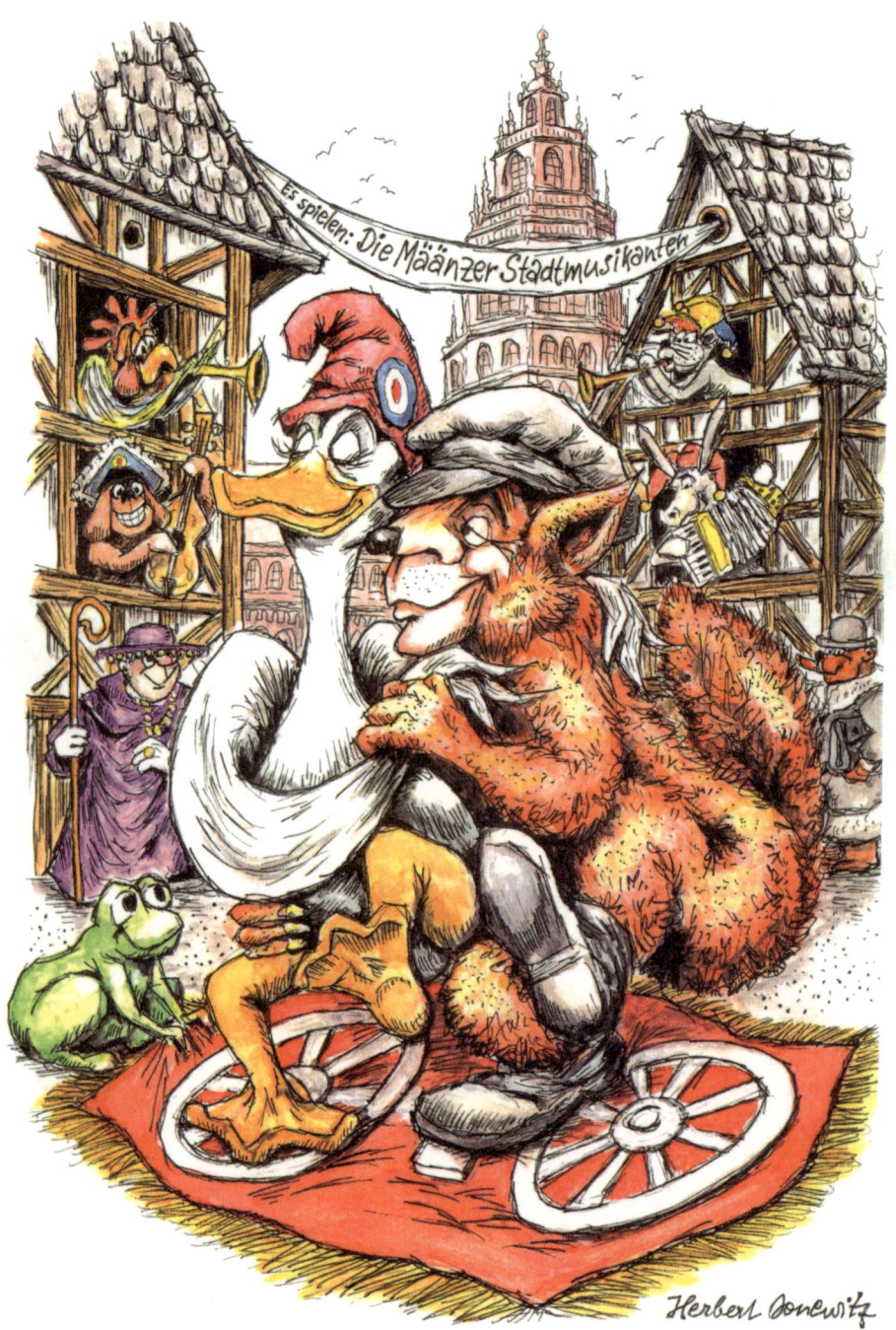

Bisherige Publikationen

Typisch Bonewitz
– Satiren von B bis Z –
Sketche und Vorträge / Songs und Gedichte
Glossen und Kommentare / Essays über den Autor
240 Seiten mit Fotos + Cartoons
Herausgeber: Reinhard Hippen
Gründer vom „Deutschen Kabarett-Archiv"
Verlag Hermann Schmidt Mainz, 1993
ISBN 3-87439-306-2

Typisch Bonewitz
Ausgewählte Sketche und Songs
aus 20 Jahren Kabarettprogrammen
von & mit Herbert Bonewitz
CD mit 20 Titel
Verlag „merkton" – Wolfgang Zinke, 1993
Bestell-Nr. 876 567-907 merkton/Aris
– ausverkauft –

Zwischen allen Stilen
– Kuriose Erlebnisse & lehrreiche Erfahrungen –
120 Seiten mit Fotos + Cartoons
Herausgeber: Mainzer Bibliotheksgesellschaft e.V.
Verlag Edition Erasmus Mainz, 2000
ISBN 3-295131-02-7
– ausverkauft –

Gereimtes Leben
Gedichte und Lieder zwischen Scherz, Satire und Poesie
176 Seiten mit 12 Illustrationen
Druck & Herstellung:
gzm – Grafisches Zentrum Mainz Bödige GmbH
Herausgeber: Michael Bonewitz
Satz & Layout / Verlag & Vertrieb:
Bonewitz Communication GmbH Bodenheim, 2004
ISBN 3-00-014820-5
– ausverkauft –

BoneWitziges Satirikum
mit scharfer Zunge und spitzer Feder
208 Seiten mit zahlreichen Cartoons
Druck & Herstellung:
gzm – Grafisches Zentrum Mainz Bödige GmbH
Satz & Layout / Verlag & Vertrieb:
Bonewitz Communication GmbH Bodenheim, 2006
ISBN 3-00-020244-7
– ausverkauft –

Mein Kabarett-Menü
Pikante Leckerbissen und regionale Spezialitäten
224 Seiten mit zahlreichen Fotos + Cartoons
Druck & Herstellung:
gzm – Grafisches Zentrum Mainz Bödige GmbH
Satz & Layout:
Bonewitz Communication GmbH Bodenheim / Fiona Lenssen
Verlag & Vertrieb:
Bonewitz Communication GmbH Bodenheim, 2008
ISBN 978-3-9811590-3-5

Ein Narr packt aus
Erinnerungen eines Mainzer Urgesteins
344 Seiten mit zahlreichen Fotos + Cartoons
Druck & Herstellung:
gzm – Grafisches Zentrum Mainz Bödige GmbH
Satz & Layout / Verlag & Vertrieb:
Agentur & Verlag Bonewitz, 2010
ISBN 978-3-9813999-1-2

Sehnse, des is Määnzerisch!
von „Aabeemick" bis „Zwerndobsch"
80 Seiten mit zahlreichen Cartoons
Druck und Herstellung
gzm – Grafisches Zentrum Mainz Bödige GmbH
Herausgeber: Michael Bonewitz
Satz & Layout / Verlag & Vertrieb:
Agentur & Verlag Bonewitz, 2011
ISBN 978-3-9813999-2-9

Aus heiterem Himmel
Das achte Buch Bonewitz
Biblische Satiren von Adam zur Apokalypse
(stelleweis uff määnzerisch)
96 Seiten
Druck und Herstellung
gzm – Grafisches Zentrum Mainz Bödige GmbH
Herausgeber: Michael Bonewitz
Satz & Layout / Verlag & Vertrieb:
Agentur & Verlag Bonewitz, 2014
ISBN 978-3-9816416-1-5

Die Bücher von Herbert Bonewitz können Sie über den online-
Shop www.bonewitz.de direkt bestellen.

Inhaltsverzeichnis